U0142847

五南出版

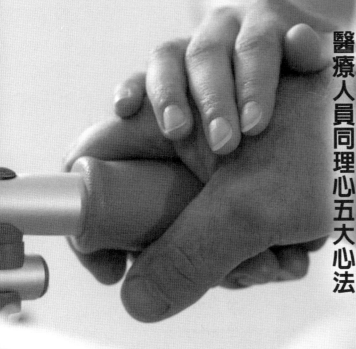

醫病溝通之鑰

醫療人員同理心五大心法

Key of Patient-Practitioner Communication:

Five essential skills of empathy

鄭逸如　何雪綾　陳秀蓉　著

剖：同理心

　　逸如主任、秀蓉教授及雪綾博士三人合著的《醫病溝通之鑰——醫療人員同理心五大心法》終於完成了，前後用了六年多，也經歷多次的教學實驗，是千錘百鍊的成果。仔細讀完後，心中興起一份「老師以學生為榮」的驕傲，他們的的確確超越了我。驕傲中還夾雜著學習新知能的喜悅。

　　回想約30年前臺北市生命線甫成立之際，召募志工時的職前訓練中，有關同理心的課程是我負責的。猶記得面對年紀比我大十幾二十歲的、被先生或子女推薦來的媽媽們，我「大粒汗接小粒汗」的講解了三個多小時，得到的反應是：「老師，這太難了，我們做不到，還是回家去吧！」我趕緊拉住她們向她們道歉，說明那是我講解得不好，也指出她們是相夫教子有成，被先生或孩子們推舉來報名的，本身一定有很好的同理心。

　　一個人如果能經營出長久良好的親密關係，本身一定有豐富的同理心，以及足夠的同理心表達方式。同理心就是以對方的立場了解對方關懷對方的態度，同理心的表達方式傳達的也就是讓對方感受到被了解被關懷，而經營出長久良好親密關係的歷程中，必然包含這種態度與相稱的表達方式。發展並強調將同理心運用於心理治療的大宗師C. Rogers的人生哲學就包含了「任何人都只有他自己知道什麼是對他最有利的」信念，於此信念中，我們如果想幫助任何人，都需要有「以對方的立場了解對方關懷對方的態度與相稱的表達方式」。在臨床實務工作中協助有健康問題的

案主，最好能清楚分辨出何種方式於何種時機最能有效傳達同理心，讓案主感受到被了解、被關懷，並進而因信任治療者而讓治療者有機會與案主共同確認並處置其健康問題。在臨床實務工作中的治療者與案主互動的時間很有限，不像親友之間的互動擁有較長的時間與較多的機會，因此臨床實務工作者需要能更精確地使用同理心技巧。這就需要了解同理心技巧為何？其使用的原則與時機，以及其功能。這本書將同理心的表達，分別以六種同理心溝通基本會談技巧，以及五個同理心交談層次，藉各種臨床實例的呈現，作具體且清晰的說明。技巧方面有技巧本身的描述、其效果與功能，以及具體作法，並附上臨床運用時可能遭遇的問題之討論與解決。同理心層次的區辨是同理心技巧運用時，重要的參照標準，亦即在溝通的當下運用某（些）項技巧，是否達到預期的效果，需要立即且隨時進行這五層次的分辨。

　　三、四兩章是將同理心的表達區分為兩方面，方便進行較細緻的說明，第五章則將之統合回到臨床實務工作的兩大問題之應用：如何於醫病互動中給予同理反應、如何基於同理將溝通導向問題解決。最後第六章關於情緒的說明與討論，彰顯出情緒是了解自己與了解別人的重要橋梁，也是同理心溝通的重要內涵，對整個同理心的運用有畫龍點睛的功能，是整本手冊很好的結尾。

　　盧豐華教授是位全人醫療的典範，他看重且深入同理心教學，因此與本書的作者們一起同行於此書的孕育。他為本書撰寫的導讀精確指出本書的理路精華，並在行文間深刻展現全人精神的醫者情懷與教師風範，為讀者做最好的引路，參考他的此指引進行閱讀，將能更方便地了解與運用此書所詮釋的同理心。

　　三位作者交待我寫序，我倒是像在寫讀後心得，我想說的是我也努力學習了三位的傑作。相信本書能有效協助臨床工作者學習同理心溝通。

國立臺灣大學理學院心理學系名譽教授

有效的醫病溝通根植於同理心

　　欣見逸如主任、秀蓉教授、雪綾博士三位合著的精心傑作出爐。在教學、研究、服務並重，身心煎熬的崗位上，歷經多年，克服種種困難，共同完成此巨作，他們熱誠、堅毅不拔的精神，令本人深深敬佩。

　　我於1988年到日本東邦醫大與九州大學的心療內科（Department of Psychosomatic Medicine）進行三個月短期的訪問探索。1992年到美國心身醫學重鎮紐約羅徹斯特大學家庭醫學科與精神科（兩科有密切合作關係，共同指導醫學生與住院醫師）研修一年，深刻體驗到身心緊密的相關性。研修中，師事George Engel教授。每週接受他醫療面談的指導，耳濡目染他及心身醫學專家團隊照護病人的態度。深刻體會到生物、心理、社會照護模式的精髓與全人照護（whole person care）的關鍵所在——同理心適時、適切之具體表現。

　　在這個政治、經濟動盪、快速變遷的社會及科技神速進步的醫療環境下，大眾心理的不確定性已達到不可避免，甚至升高至幾乎不可收拾的地步，導致許多身、心不適的病患，醫療人員需要慎重思考如何鞏固醫療照護品質，當然還包括自身的身心健康。

　　回國後，投入心力在醫學人文教育裡多年，坦白說，有些失望及很慚愧，在臨床實務上，學子們的同理心表現不如預期，雖然差強人意，但卻常見到無法有效率的增進醫病關係、了解病人、建立互信，進而能確認真正的問題所在，共同設定治療目標與彼此的責任，以便解決問題。

　　此本巨作涵蓋了同理心的理論基礎、概念與態度、運用技巧層次以及雕刻醫病關係的情緒。這六年作者們依不同場合、聽眾屬性，不厭其煩地數次更動教案內容，終於完成了初稿。

　　三位作者與我一起教學、研究與服務共事多年，深知他們執著於做對的事的個性。這一年來有幸參與他們草擬大綱，斟酌、增刪內容，目睹他們錙銖必較的精神與熱誠，如今大公無私公開分享，相信必定開花結果，讓我們及更多的醫事人員有效率地發揮同理心，造福大家。

國立臺灣大學醫學院附設醫院家庭醫學部行為醫學科主任

製作與共享同理心教材的心願
—— 攜手在教學、學習與熟練運用中推動理想的醫病溝通

　　同理心是一種既平凡又特別的能力，它在日常生活中維繫人與人之間的適切連結，也在陌生或緊繃的時刻，幫助人們互相理解與接納，尋得化解或緩和。醫療關乎健康與生命，無論是平時診療的醫病關係或緊急狀況的醫病溝通，醫病雙方的互動歷程都極具挑戰性，是否具有以及能發揮同理心，在此時可能有很大的影響。

　　在各類醫事人員的專業訓練中，同理心已逐漸受到更多的重視，包括近年來課程頻率大增的溝通技巧與病情告知等都是相關主題。有些醫事職類基於專長訓練目標，從學校教育開始就將同理心列為核心項目，例如臨床心理職類，也因此這個職類的學校教師與臨床教師常受邀講授同理心課程。然而，在臺灣，即使是臨床心理職類，這方面的教學仍缺少令人滿意且方便取得的完整教材。許多學校教師與臨床教師傳授同理心的概念與技能，其中可能也有人深入鑽研與編寫教案，只可惜未見到廣泛的流傳。一份理想且流通的完整教材，應是教師們的期待與需求吧。

　　這本書是由我、何雪綾臨床心理師、陳秀蓉副教授三位作者孕育誕生，撰寫過程寫寫停停，甚至曾經因忙碌而停擺三年，總計歷經六年。此書的故事源於久遠以來對同理心教材的期待，平日教學雖常講授相關主題，但總覺得不滿意。2010年，我收到臺灣家庭醫學醫學會的研討會邀請，此邀請啟動了這本書的孕育。那一年，臺灣家庭醫學醫學會繼續教育

委員會主任委員盧豐華醫師提案舉辦家庭醫師同理心與溝通技巧相關訓練課程，同年9月由委員姚建安醫師聯繫我，邀請協助授課。我收到邀請時，心中長久以來的掛念與理想，更明顯催促，多麼希望授課的準備不是單兵作戰，且只用一次、數次或間隔久久才用一次，也不是只有作者個人使用，而是借助眾人之力，作出更好的教材，公開共享，讓知識與技巧的傳遞更有效率、更省力，並藉著教材交流與任務編組教學，拓展師資群。

我思考後，致電國立臺灣大學心理系吳英璋教授說明前述理想與計畫，並敦請吳教授指導。吳教授是臺灣健康心理學與臨床心理學領域德高望重的前輩，且與臺灣家庭醫學領域有長年深厚的合作及情誼，是大家敬重推崇的專家；我則自碩士班時期，即跟隨吳教授進入家庭醫學團隊，1989年起任職臺大醫院家庭醫學部，2007年調派至臨床心理中心，並持續與家庭醫學部合作，淵源深遠。吳教授在聽我說明後，提出寶貴的建議，並表達支持這個行動，首肯協助。吳教授為這個課程計畫帶來實質指導與精神鼓舞，幫助極大。

第一次課程會議很快在9月即召開，由吳英璋教授、姚建安醫師、陳秀蓉副教授、洪福建助理教授、我共商課程規劃，接著開始廣邀有意願且能參與的人，包括李錦虹助理教授以及何雪綾、黃芸新、陳鈴、黃揚文、葉秀宇等五位博士生，組成教學團隊，共同討論與研擬教材，並擔任講師。2011年，教學團隊與家醫學會合作四場研討會，包括2月一場「家庭醫師的溝通技巧訓練－種子教師教學共識研討會」，3~5月北、中、南區各一場「家庭醫師的溝通技巧訓練研討會」。這四場研討會奠定了同理心教材的基礎內容，並在各場研討會由該場無授課任務的成員（主要由何雪綾負責）觀察現場教學情形與記錄，課後進行檢討會議，進行修改。教學團隊雖沒有任何經費，但基於共同理想，成員們熱情付出，每次會議都有

具體議程與紀錄，研議同理心課程的近期與長期目標，擬訂主題結構，製作投影片與講義，撰寫同理心技巧正反例腳本與拍攝短片，組合教材形式，研擬講師的教學策略與活動設計，構思如何將同理心教學做整理與傳遞。過程中，盧豐華主委亦透過信件與會議提供建言，並曾擔任課程講師，使用教材。2011年5月下旬，教學團隊在完成所有場次後，本書三位作者（亦為講師）、吳教授、盧主委及其他講師們在臺灣大學總區鹿鳴堂舉行總結會議與餐敘，為課程的檢討與未來方向訂下目標。

　　2011年的系列教學暫告一段落後，我與雪綾、秀蓉繼續投入同理心教材的研發與撰寫。2012年，我們為使教材有多元形式的呈現，以豐富教學、提高興趣、提升效果，進一步製作教學影片，共同研議主題與腳本，並邀請臨床經驗豐富的醫師審閱及參與演出，以提升影片的教學品質。自2012年迄今，這份教材陸續在不同場合對不同聽眾講授同理心。2015年，同理心課程的需求大增，且課程目的各不相同，聽眾類別的差異也更大，因此將教材的設計加以擴充，除了原來的八小時教學版本，再增加授課時數四小時與一小時的兩種版本。

　　回顧自2011年起，這份教材運用在各研討會的同理心相關主題，合作單位包括各專業學會、醫院各醫事職類與行政部門、醫策會、學校、政府單位等，至今累計數十場。非常感謝邀請單位惠予我們不斷練習與改進的機會，讓這份教材能獲得各界指教，努力進步。此外，我們也在日常的教學活動中，持續進行同理心相關概念與實務技巧的課程。綜觀這些同理心相關教學，我們發現這份教材確實具有通用性質，講師視講題與聽眾屬性，可不修改教材內容或適度增刪變化，讓教學不但效能與品質更好，且時間人力能用在最需要之處。這觀察與發現讓我們較確定我們的努力有朝著目標前進，讓教材公開共享，教學更省時高效。

　　本書三位作者的經歷各異，是編製與撰寫教材的助力。我是臺大醫療體系總院臨床心理中心的師（一）級專任臨床心理師，兼任主任，也是醫事人員培育計畫的臨床心理職類計畫主持人；工作12年後進修博士班，於2009年取得博士學位，在大學心理系所兼任授課；經歷特色是專任臨床，兼任教職。何雪綾臨床心理師在本書撰寫過程的第六年取得博士學位，並在進行博士論文研究時開始擔任臺大醫療體系金山分院的兼任臨床心理師，畢業後持續此職務；經歷特色是撰寫過程中兼具博士班研究生、課程講師、臨床心理師的角色。陳秀蓉博士是國立臺灣師範大學教育心理與輔導學系的專任副教授，也是臺大醫療體系總院的兼任臨床心理師；經歷特色是專任教職，兼任臨床。我們三人分工合作本書的撰寫，包括建立綱要架構，討論章節重點，將構思化為文字，融入深思與體認，討論文稿論述，檢視撰文精神，以使本書更為細膩、深入與實用，符合教學目標。

　　本書教材的製作與撰寫要感謝許多前輩、專家。除了前述已提及的臺大心理系吳英璋教授、成大醫院家庭醫學部與成大醫學院老年學研究所盧豐華主委／醫師／教授，再次感謝兩位前輩的支持與指導。此外，臺大醫院家庭醫學部呂碧鴻醫師／教授在教材撰寫後期多次參與討論，提供醫師專業角度的見解。基隆長庚家庭醫學部陳亮憲醫師／主任，在2011年參加「家庭醫師的溝通技巧訓練－種子教師教學共識研討會」，同年更以種子教師的身分參與擔任中區「家庭醫師的溝通技巧訓練研討會」課程講師。臺大醫療體系北護分院家庭醫學部彭仁奎醫師以及羅東博愛醫院社區醫學部張賢政醫師，兩位醫師在教材製作過程中提供專家意見、協助案例腳本編寫及案例影片拍攝。沒有上述諸位專家的協助，這份教材無法順利完成。此外，另有多個單位積極邀請教學團隊辦理同理心訓練課程，提供許多交流以及精進教材內容的機會。這些單位包括臺灣家庭醫學醫學會繼續

教育委員會、成大醫院家庭醫學部、基隆長庚醫院家庭醫學部等，在此一併深致謝意。其次要感謝各場次不同專業聽眾的回饋與指教，讓我們看到不足之處，切中要點進行改善。本書的出版要特別感謝五南出版公司的肯定，以及王俐文副總編輯惠予建言與大力協助，使本書閱讀起來更友善與貼近讀者，並得以順利問世。

　　最後，用「心理園丁」的故事做為序文的結尾。我們在2011年第一場研討會時，為這個教學團隊命名「心理園丁健康心理學教學團隊」，這個名字有兩方面的含意：「健康心理學」是紀念這個團隊成立時絕大多數成員在碩士班與博士班時期，都師事吳英璋教授從事健康心理學的探索與研究，並在2010年開始研發同理心教材，致力將健康心理學的理念融入，未來也將繼續發展各種身心健康主題的教材；而「心理園丁」與「教學團隊」則是期許各種主題的教學都在教師園丁的灌溉培植中，如生命花園般永續成長與傳承，持續以團隊模式進行教學的研發與推廣。這幾年來，本書三位作者繼續此教材的孕育與研修工作，其他成員雖進進出出[註1]，但每一位的付出都對這份教材與教學有所貢獻。感謝有機緣實現製作與共享教材的心願，期待未來有更多教師園丁加入，攜手為同理心教學盡一份心力，並企盼讀者先進們不吝指教本書之不足，讓同理心教材繼續精進、更臻完善。

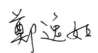

註1　至今持續參與的成員有本書三位作者（鄭逸如、何雪綾、陳秀蓉）、吳英璋教授、盧豐華教授，早期參與的有洪福建助理教授、李錦虹助理教授，以及黃芸新、陳鈴、黃揚文、葉秀宇等博士生。

同理心的學與教是優游醫病溝通之鑰

「同理心很重要」，這詞句在醫療人員養成教育過程中，師長們都會在不同的場合不斷地強調。即使在醫學知識及醫療儀器設備已較過去更為發達的今天，同理心的重要性不但沒有改變，甚至更需要被強調。因為現代社會更為強調病人的權益、更為重視醫療品質管理、更重視醫學人文的訓練及醫學教育界本身具有超高的自我要求與評鑑監督機制等。另在少子化的老年社會中，父母親對於小孩的殷切養育與教育過程，因為提供面面俱到的保護及照顧，而讓孩子們獲得較多的被照護，但相對地減少了他們訓練照護他人的機會，故在此環境長大的年輕各類醫事人員，更需有正式且完整的同理心訓練。

在醫事人員養成教育過程中，雖然有許多師長重複的耳提面命同理心的重要性，但所提供的同理心教學內容，大都只停留在原則性的闡述，學生們聽久了雖然對於同理心的名詞及基本原則都已能朗朗上口，且在被問及時都能對答如流，但在臨床醫療實務上，卻沒有具體或難以完整發揮出來，甚至有些研究顯示，同理心有隨年資增加及臨床負擔加重而退步的現象。故如何有一本很具體可行的同理心教材，使有心於同理心教學的教師們有方便可直接參考引用的文字、書籍及能提高學習成效之影音教材，或使有心於自我專研並精進同理心的醫事人員有實用的書籍供研讀，是一件非常重要的教育工作。

很高興且榮幸能比讀者更早就拜讀到這本書《醫病溝通之鑰——醫療

人員同理心五大心法》。這本書是由國立臺灣大學心理系吳英璋教授的高徒，包括臺大醫療體系總院臨床心理中心鄭逸如主任、國立師範大學教育心理與輔導學系陳秀蓉副教授及臺大醫療體系金山分院兼任臨床心理師何雪綾博士等三位作者合著。在吳教授的指導下，以2011年集合團隊共同討論的心血爲基礎，且在持續推展同理心教育的熱情及累積11場專爲醫師、5場爲非醫師之醫事人員、11場任何醫事人員及3場非醫事人員等共30場半天至兩天之豐富上課經驗後，由三位作者歷經六年擬訂書籍大綱、精修教案，及最後撰寫出版，故是一本特爲各類醫事人員同理心專業訓練所量身訂做很寶貴的一本同理心教材。

　　個人與「心理園丁健康心理學教學團隊」共同關心同理心議題的緣分，最遠可追溯至臺大醫院家庭醫學部擔任住院醫師時，因接受家醫部師長教授以病人爲中心，兼顧生物、心理及社會的看診模式之核心課程訓練，故加深同理心運用於醫療過程重要性的認知及臨床的應用。更於1988年，在臺大醫院家庭醫學部擔任第三年住院醫師時，因爲國立臺灣大學臨床心理研究所吳英璋教授第一年開授臨床心理實習課程，安排研究生至家庭醫學部門診接受臨床實務訓練時。該實習課程的教學安排爲每位研究生與一位第三年住院醫師相配對，由每位住院醫師提出一位自己門診有身心問題的病人爲實習討論對象。每週由住院醫師與研究生共同面談病人一次至少一小時。由於該年研究生人數少於住院醫師一位，很幸運的經安排下個人與吳老師配對，故個人在住院醫師期間就接受吳老師親自一對一面對面的會談技巧訓練，這訓練的影響就一直延伸到後來，也奠定近六年來與團隊共同合作進行同理心教學的推廣及撰寫本導讀的因緣。更巧合的是，本書的作者鄭逸如主任，也是那年到家庭醫學部實習的研究生之一，後來臺大醫院家庭醫學部有了臨床心理師的編制，她畢業後就在家庭醫學部任

職，且經過努力及累積寶貴臨床經驗後，更上一層樓成為臺大醫院臨床心理中心的創中心主任迄今。

個人經過臺大醫院的三年家庭醫學訓練洗禮及短期的臨床心理實習訓練後，一路走來不斷自我勉勵如何提升自己看病人時的同理心發揮，後來擔任老師後更開始思考如何教導醫學生及住院醫師同理心，甚至思考過如何普遍推廣同理心教學，以影響更多年輕醫師能因具有同理心而提供更貼心的醫療服務。有幸於2008年，被臺灣家庭醫學醫學會邱泰源理事長推薦，擔任學會繼續教育委員會主任委員，就在該任期的第三年討論繼續教育主題時，將已深藏內心許久想推廣同理心之溝通教學理念提出提案討論，並順利獲得該屆委員會全體委員們的認同，而在2010年度學會主辦之繼續教育主題安排上付之實現，且請鄭逸如主任協助課程的規劃與講課，也啟動了「心理園丁健康心理學教學團隊」的教學歷程並發展至本書的撰寫。

由本書的書名《醫病溝通之鑰——醫療人員同理心五大心法》，就可知道撰寫本書的企圖心為強調臨床的應用。事實上，任何的臨床所學就是要在臨床上發揮其功效，若無法應用就失去學習該知識的目的，故本書是一本臨床同理心教學很實用的書籍。至於合適研讀本書的讀者群，不僅僅是有心提升自己同理心的廣大讀者們，更合適給教導同理心的教師級讀者之研讀及應用，因本書花了許多的心力編寫，故對任何有興趣於同理心溝通的讀者，本書是非常值得一看。

閱讀一本書初期很重要的事情之一，就是要了解該書的作者群及其背後的支持團隊，不僅僅是吸收書本中的知識，亦可於日後將他們列為自己的教學資源之一部分。本書除由前述臺灣最佳的心理教學團隊指導者吳英璋教授和成員鄭逸如主任、陳秀蓉副教授及何雪綾臨床心理師等組成外，

背後尚有強大的智囊團及支援師資，包括曾直接或間接參與的其他眾多吳英璋教授的臺大臨床心理研究所碩博士子弟兵們、臺灣家庭醫學醫學會繼續教育委員會的委員、臺大醫院總院及北護分院家庭醫學部、成大醫院家庭醫學部、基隆長庚醫院家庭醫學部及羅東博愛醫院社區醫學部等單位之醫師，他們曾參與並協助團隊同理心教育訓練的安排及擔任教學活動的主講者，同時也提供教學方式及教材準備上的建議。因此，有心於同理心教學推廣的讀者，在閱讀本書後，除可將本書當作自己的教材並依個人經驗及教學情境做適度調整進行教學外，必要時尚可諮詢或邀請作者群及協助本書及同理心推廣教育之各醫院支援醫師協助，使同理心的推廣不因資源不足而受限，也不局限在該團隊現有的少數成員而已，而將本重要的同理心教學推展至自己單位內之全部醫事人員的教育中，這也就做到本書作者們想達到的最高理想。

　　本書內容最重要的特色是，將同理心的訓練按部就班的逐步深入且重視醫師與各類醫療人員的自我情緒照顧。第一章講述同理心的基礎理論及其餘五章的規劃概略，讓讀者對本書各章有完整的初步概念，故建議由閱讀本章開始，後面各章因有條理順序，故可依順序閱讀，雖亦可依讀者自己教學的需求跳讀，或依自己已有的知識及臨床需求，以決定閱讀的先後順序或只選讀某些章節。

　　第二章是同理心的概念與態度，以臨床案例說明及強調生物心理社會模式下之醫病溝通過程中，同理心運用的重要性。強調每個人自己體內器官組織與個人體外之各層次社會關係間彼此的密切影響，也就是每個人之自然系統各階層間的相互影響。更強調不同人之間，尤其是醫師與病人間自然系統之階層互動的複雜關係，如此醫事人員與病人面對面溝通時，因更了解一個人背景的多樣化而比較能夠站在病人方的角度，以更廣泛的眼

光，將同理心的溝通技巧應用到病人服務上，最後獲得醫事人員與病人雙贏的良性互動結果。

第三章介紹同理心的技巧，說明與病人接觸時可提供之同理心溝通六大基本技巧（1.專注與傾聽、2.重述、3.開放式問句與探究、4.情感反映、5.有效的醫療訊息傳遞及6.贊同與肯定）及其邏輯順序，本章中不僅詳細說明每一技巧的基本定義、使用的成效及具體實用的方法，並配合常被詢問或遇到的實例之問與答，提供讀者具體的參考資料，以促進學習後的應用效果，相信讀過本章後讀者的同理心敏感度可以大幅提升，給予病人適時且適當的同理，而非只是流於形式而已。

第四章為同理心層次與辨識，詳細的將同理心五個層次，包括「層次零：忽視、否認」、「層次一：部分理解」、「層次二：完全理解」、「層次三：了解心聲」及「層次四：了解深層經驗」等之定義介紹給讀者們，並透過一個日常生活案例的問題與回應，使讀者們在研讀中深入了解不同層次的回應下的同理心溝通差異。另，本章提供很實用的三個案例（1.林醫師與黃小姐有關藥物副作用的對話、2.陳醫師與江小姐有關乳房超音波檢查的對話及3.劉醫師與李小姐有關病情告知的對話）之同理心溝通各種不同層次的對話內容。使讀者在研讀過程中同時逐步檢視自己過去與病人的溝通情況，以了解自己的同理心已達到哪一個層次，是否還可以進步到更高層次。相信由所附之案例對話，將可大幅提升讀者們的學習成效，也更方便教師讀者有隨手可用的案例內容，讓所教的學員們更能深入體會授課的內容並快速學到同理心的層次及辨識。

由於近三十多年來政治、社會及經濟快速變遷，民眾心理的不確定性隨之大增，導致有心理壓力問題的病人增多；此外，疾病從急性疾病轉為慢性與生活型態相關的疾病為主，加上近年SARS、H7N9及茲卡病毒等

世界性的重大傳染疾病問題，帶來民眾的恐慌與不安，導致人們面對的壓力越來越廣泛、多變、或困難。因此，臨床照顧上不僅是臨床心理師，亦是全體醫療人員都有可能服務到面臨各種壓力或有精神疾病的病人，尤其是在服務同時具有多重慢性疾病，或需要跨專業領域團隊共同服務之重大傷病，如癌症、燒傷或器官移植等的病人更為需要。在這過程中，醫療人員藉著同理心更能從病人的角度看待病痛、災難與創傷，適切幫助病人體認健康、生命與死亡的真義，學習運用有效的方法，獲得身體、心理、社會、靈性各層面的完整健康。在同理心層次的臨床運用要了解有五個層次，但並不特別強調每位醫事人員都要做到層次四了解深層經驗，只要知道有這一層次的知識就好，以免增加自己的心理壓力及為了做到層次四隨之而來的時間壓力，雖然可做到層次四是最為理想階段。因大部分臨床服務中的同理心使用，用到層次三了解心聲就已足夠讓病人感受到被了解並促進醫病溝通的成效。

　　第五章介紹同理心溝通技術的綜合應用，本章很實際地說明如何應用第二至第四章的知識與技巧於臨床上，內容主要分兩部分，包括如何於醫病互動中給予同理反應及如何基於同理將溝通導向問題解決。由於醫療的目的就是要解決病人的健康問題及因生病衍生的心理社會問題，醫事人員身分之讀者研讀後，就可學得更佳的同理心敏感度、知道如何使自己透過平穩的情緒去傾聽病人全部話語、仔細觀察與了解病人情緒與想表達的意思、再應用語言溝通技巧傳達偵知的理解、讓病人知道我們對他們的完全理解等等之同理心回應技巧。接著就針對所發現及了解的真正問題、由專業角度思考並決定解決問題之目標與處置，最後再與病人討論可採取的解決之道，以達到最為理想的治療共識。

　　第六章為認識情緒與自我照顧，本章是指導醫事人員讀者平穩情緒

非常重要的一章，因有時會聽到醫事人員很不滿的說病人可以發脾氣我們為什麼不可以，我們也是人，也不應該受到病人的不合理要求，相信在研讀本章後就會有答案，並有能力處理自己的情緒而呈現出專業素養。本章內容想達到兩個目的，其一是透過情緒的定義、情緒是如何來及六種基本情緒的認知內涵、反應與功能的說明，讓醫事人員能提升在面對有情緒的病人時，知道如何適當解讀自己的情緒。畢竟醫事人員在面對與他們期待不同的不合理情境下，也是會有情緒的反應，但要讓醫事人員更有敏感度知道自己面對病人的情緒反應，而能提早調適使自己有平穩的心情去思考並解決問題。也因此要學會在知道自己的情緒後的調適之道，故文章內容是由壓力模式解說起，鼓勵有多元的情緒自我管理策略，包括讓身體的肌肉放鬆之訓練、心情的覺察辨識與情緒疏通之方法，以及以正向自我對話內容讓想法等放鬆的要領。附錄一至三提供了放鬆訓練指導語與示範照片，可讓讀者擁有隨手可得的自用或教學教材。相信讀者研讀後能學到具體可行的方法調整自己的情緒，能以看得更遠的心情及眼光來看待當下所面對的事情並呈現出同理心，以解決醫病溝通上的問題；反之，若調適不佳時，醫事人員很可能會有情緒崩潰之情況發生，進而影響服務病人的熱情，甚至離開初衷立志服務病人的醫療崗位，那就太可惜了。

　　本書非常重要且與其他書籍不同的是附有精心準備的光碟，這是本書出版的亮點，因光碟內有每次研討會舉辦後就召開團隊會議，經過多次檢討及修改後的整套上課投影片教材檔案，讓讀者很輕鬆地擁有上課投影片檔案，供自我學習增進實力。也因此要非常感謝團隊在2011年共同製作教材的用心，以及三位作者堅定持續地完成此書，這應也是對於本書讀者需求的同理心最高表現。

　　總結，本書是一本臨床上同理心醫病溝通與互動應用的自我學習及教

學非常實用的參考書籍，作者群將累積的寶貴同理心教學經驗，不藏私且考慮周到的提供上課所需的所有教材。相信可讓已從事同理心教學的讀者於閱讀後就可立即應用到教學上，繼續進行更多的醫事人員同理心教育推廣；也可讓許多有心但沒時間準備實例教材想進行同理心教學的老師們，因有此光碟教材而開始參與教學，讓更多的醫事人員具備同理心的醫術及醫德。讀者除自己本身從事同理心學習與教學外，必要時可考慮邀請心理園丁健康心理教學團隊成員到貴醫學院或醫院教學，但更希望透過本書的閱讀及運用，臺灣各醫學院及醫院都有自己的同理心教學師資或教學團隊。或許在教學初期仍使用本書籍的教材，但到後來有自己的臨床實例供教學使用，讓心理園丁所播種的種子順利成長而在全臺到處開花，達到該團隊投入同理心教學與三位作者撰寫同理心教材的理想。最後感謝讀者您的購買與研讀，並祝福讀者們健康、平安快樂。

盧豐華

國立成功大學醫學院附設醫院家庭醫學部行為科學科主任

國立成功大學醫學院老年學研究所所長

國立成功大學醫學院醫學系家庭醫學科副教授

臺灣家庭醫學醫學會繼續教育委員會主任委員

目　錄

推薦序　　剖：同理心 / 吳英璋

推薦序　　有效的醫病溝通根植於同理心 / 呂碧鴻

自　序　　**製作與共享同理心教材的心願**
　　　　　　攜手在教學、學習與熟練運用中推動理想的醫病溝通 / 鄭逸如

導　讀　　同理心的學與教是優游醫病溝通之鑰 / 盧豐華

第一章　　**同理心是可以修練的技能**
　　　　　　同理心醫病溝通的理念基礎 / 001

第二章　　**心法一：體會什麼是同理心**
　　　　　　同理心概念與醫病溝通的生物心理社會模式 / 007

第三章　　**心法二：反覆練習基本功**
　　　　　　六種同理心技巧 / 023

第四章　心法三：你看得到自己的同理心嗎？
同理心層次與辨識 / 073

第五章　心法四：怎麼將同理心放進溝通？
同理心溝通技術的綜合應用 / 101

第六章　心法五：同理他人，還需要一點心理準備
認識情緒與自我照顧 / 121

附錄一　漸進式肌肉放鬆訓練 / 143

附錄二　自我暗示放鬆訓練 / 151

附錄三　放鬆訓練一般注意事項 / 155

參考文獻 / 157

同理心是可以修練的技能
同理心醫病溝通的理念基礎

　　醫療人員在運用專業協助民眾維持或恢復健康之前，都經過多年的訓練。不論是基礎知識的學習或者實務技能的累積，專業養成無疑是一段辛苦的路程。以醫師為例，醫師的誓詞提醒著「以病人的健康為首要顧念」；以臨床心理師為例，課堂與實習中不斷強調兼顧科學家與實務家的精神；各職類的新手醫事人員懷抱著熱情與戒慎恐恐的心，亟欲將所學貢獻於服務中，然而，在臨床現場開展的卻是另一段與病人及家屬共同前行的挑戰旅程。

　　醫療人員在臨床現場面對的不是出自教科書內容的試卷題項，而是帶著真實困擾與需求前來的患者（或家屬）。這些患者（或家屬）有時可能禮貌尊重，但有時也可能亂了方寸或者蠻不講理。這些不同的態度背後，連結著每位患者（或家屬）多元的生活樣貌與性格習慣，也因此使醫療人員在面對患者（或家屬）的情緒時，難有一體適用的正確回應。患者（或家屬）真正的困擾有許多種可能，有些是關注症狀本身造成的不適，有些則擔憂症狀與嚴重疾病的可能關聯，另外也有些是因為對藥物或者處置方式有所質疑而遲遲未能積極遵循醫囑。在這些不同的可能性中，醫療人員若希望發揮專業幫助患者（或家屬），則勢必需要了解他們真正的困擾為何，方能較精準掌握問題的解決方向、對症下藥。

　　在醫學教育以及醫病溝通的研究中，「同理心」被視為是維繫良好醫

病互動與關係、提升照顧品質的重要因素。本書雖然嘗試整理許多同理心的操作方式供醫療人員參考，但運用同理心於醫病溝通之中，比起這些操作技巧，更重要的是對同理心的體會。同理心該是我們在與人互動、溝通時所抱持的、看待彼此於關係中角色的「基本立場」；同理心是從對方立場出發的、理解他人的一種態度。換言之，若希望能對他人抱持同理心，我們的一言一行便不能只從自身的價值觀、思考、與習慣出發，而是需要有意識地體認與我們互動的他人，也有與我們不盡相同的價值觀、思考、與習慣；在互動之中，應同等重視彼此的需求，參照雙方立場，適當地理解與關照這些需求。

醫療人員對患者所展現的同理心，不僅直接影響患者對於醫療照顧的滿意度以及心理適應狀態（Derksen, Bensing, & Lagro-Janssen, 2013; Lelorain, Bredart, Dolbeault, & Sultan, 2012），在醫病溝通與醫療處置過程中，也能促成有效的資訊蒐集以及正確診斷（Larson & Yao, 2005）。此外，學習運用同理心對醫療人員自身及專業的發揮也有助益，使既能貼近患者（或家屬）的經驗，也能維持彼此關係的適切界線。Lason及Yao（2005）便主張，醫療人員若能運用同理心，其提供的照顧會較具療癒性，且他們自己也會有較高的專業滿意度。醫療人員儘管在專業上訓練有素，但也同樣是有著喜怒哀樂的血肉之軀，同樣會經歷生活中的高低起伏，在這些不同的處境中如何確保醫療專業不受情緒及壓力的干擾而適當地發揮，是助人熱情之外同樣值得醫療人員好好培養的技能。綜合以上，以同理心為基礎的溝通可促進醫病關係、提升醫療照顧成效以及醫療人員的專業滿意度。

本書規劃五個章節，涵蓋同理心的基本態度（第二章）、實務技巧（第三、四章）、綜合應用（第五章），以及醫療人員自我照顧（第六

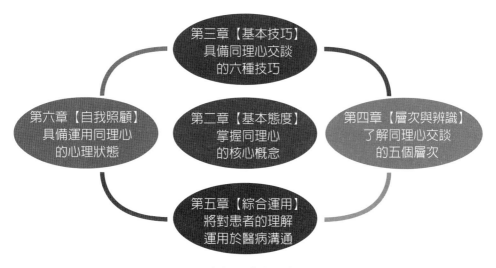

圖1.1　同理心於醫病溝通與互動的應用

章）等四個主題（圖1.1）。這四個主題是我們認為醫療人員欲適切應用同理心於醫病溝通與互動時必要掌握的基本能力。

　　第二章「同理心概念與醫病溝通的生物心理社會模式」這個章節裡，我們首先以三個臨床常見的溝通情境，說明溝通困難經常來自患者（或家屬）的需求未能被滿足，從中所衍生的欠缺共識或者醫病衝突問題進而將阻礙醫療照護進行。當醫療人員受限於醫療實務要求而無法全然滿足患者（或家屬）需求時，關照患者（或家屬）的情緒是克服醫病溝通阻礙的另一個重要途徑。在這個章節裡，我們試從同理心的概念介紹與解析，說明醫病溝通中同理心的落實是涉及醫療人員對於醫病雙方不同生物、心理、社會背景的理解與考量。此章節所闡述的概念是同理心溝通時的核心態度，在後續章節學習各種同理心技巧與應用，甚至自我照顧時，若讀者能同時將第二章的概念秉持在心，應會有較佳的理解與學習效果。

　　第三章「六種同理心技巧」介紹同理心交談的基本技巧，包含專注與

傾聽、重述、開放式問句與探究、情感反映、有效的醫療訊息傳遞、贊同與肯定。每個技巧的介紹都包含技巧概念的描述（供讀者掌握技巧的基本樣貌）、技巧對醫病溝通的幫助（使讀者能了解各個技巧能為溝通提供的助益）、具體作法（提供操作技巧時的訣竅與提醒注意事項），以及實際應用時可能遭遇的問題與處理方式。溝通技巧林林總總，此章節僅列舉常見或與醫病溝通較有關聯的六種加以介紹。建議醫療人員在學習這些技巧時，務必思考其背後的原理，在未來的實務工作中彈性運用。

第四章「同理心層次與辨識」介紹同理心交談的五個層次，幫助醫療人員檢視自己在醫病溝通中的回應做到何種程度的同理心，有助進一步練習修正自己的回應。這五個層次來自Carkhuff（1969），是依據回應的內容所能反映對方內在經驗之正確及深入程度所做的區分，依序分為「忽視、否認」、「部分理解」、「完全理解」、「了解心聲」以及「了解深層經驗」。在此章節裡，首先簡要介紹各層次的基本特徵；接著以一個對話案例呈現各不同層次的具體回應內容；最後再以三個臨床互動案例的討論提供讀者練習辨識各層次的同理心交談，最終希望能協助讀者培養在溝通當下的自我監測習慣與能力。

第五章「同理心溝通技術的綜合應用」介紹如何將同理心態度與技巧，以及同理心溝通層次的自我監控等基本能力綜合應用於醫病溝通中的問題解決。綜合運用包含兩個部分，第一個部分是「如何於醫病互動中給予同理反應」，包含「傾聽以形成理解」以及「傳達及核對理解」，內文除了解析這兩步驟的概念及原則，亦提供三個臨床案例供讀者對照思考。我們的想法是，在進行問題解決之前，醫病之間需要一個好的關係基礎，使得彼此能夠在適當的動機與情緒氛圍下接收及傳達訊息，如此才能提高溝通與問題解決的效率。第二個部分是「如何基於同理將溝通導向問題解

決」。此部分以一個臨床案例呈現如何在問題解決的三個步驟中，即「了解問題」、「設定目標」以及「討論因應」，融入同理心的概念與操作，使醫病溝通能有效貼近患者（或家屬）的需求及感受，提升問題解決的效率。

　　第六章「認識情緒與自我照顧」提供基本的情緒知識，包含情緒的概念、運作過程、類別及功能，並介紹情緒與壓力的關聯，情緒在身心壓力調適中的角色，以及醫療人員在照顧自身情緒時可參考的不同層面策略。規劃此章節是考量兩部分的需要：首先，同理心的適當運用涉及我們能否精準理解他人在溝通當下的情緒經驗，因此醫療人員若能掌握基本的情緒知識，可有助於面對他人情緒時，具備適當的參照架構以形成理解。其次，要能在衝突的互動中對他人展現同理心，前提是我們自己也能夠在當下維持相對平和的心境，甚至能進一步暫時擱置自己的需要，主動對他人提供理解與照顧。這是頗耗費心力的工作，當處在緊繃的醫病互動時，醫療人員通常較難再分出心力自我照顧，因此比較好的策略是在平時便做好情緒自我保健，以使我們在遭遇衝突情境時，有較好的心理準備迎接挑戰。

　　本書嘗試從回應實務需求的角度，針對同理心於醫病溝通與互動之應用提供簡要具體的知識與操作練習指引。但這並非意味作者認為同理心的概念與內涵僅止於本書所提供的內容。誠如我們在本章開頭強調的，在運用同理心於人際溝通與自我照顧當中，更重要的是體認並內化此主動理解與關照他人經驗的價值，此一目標尚需透過我們在日常生活中不斷地體會、思索、實踐，形成個人對於同理心的認識、選擇與自然運用。本書僅是作為一個開頭，希望能引發醫療人員對同理心概念與應用有更多元的討論及投入。

心法一：體會什麼是同理心
同理心概念與醫病溝通的生物心理社會模式

"The good physician treats the disease; the great physician treats the patient who has the disease."

—— William Osler

好的醫師醫治疾病；偉大的醫師醫治生病的那個人。

—— 威廉・奧斯勒

■ 一 同理心對臨床工作有什麼幫助？什麼時候我們需要用到同理心？

身為第一線的醫療工作者，你我也許都曾遇過以下幾種情境：

情境一

　　醫師已從早上九點看診看到下午一點多，午餐忍著沒吃，以免患者等太久。期間一位患者敲診間門，推開門縫探頭表示因為需要趕回公司工作，希望醫師考量他提早抵達門診報到，要求儘早為他安排看診。無奈早上門診的就診患者眾多，亦無法找到空檔做調整。這位患者後續多次

關切，情緒也越來越強烈，等到終於輪到這位患者看診時，他滿臉不高興地走進來，一坐下便抱怨三小時的等待浪費他的時間，指責醫師及醫院不為患者著想。這時醫師又累又無奈，想著該如何回應這位患者……

　　這個情境涉及的角色至少包含：因為自身需要對醫師提出提早看診要求的患者，其他依規定掛號等候看診的患者，以及又累又餓的看診醫師。醫師在過程中，雖盡可能想要滿足這位患者的需求（即於空檔時提早安插看診以使患者在就醫的同時也能兼顧工作），但無奈當天的門診就診患者眾多，且門診看診順序有既定原則，醫師最終無法回應這位患者的額外要求。在此前提之下，這位患者帶著怒氣以及對醫師的指責進入診間，醫師同時承受著自身的疲累與被指控的委屈、無奈，同時面對患者激動的情緒，若不能即時對其做些回應處理，不但不利於此患者的醫療照顧，後續也可能衍生更嚴重的醫病溝通問題或甚至產生衝突。在此情境下，醫師面臨的溝通挑戰是，如何在上述的多重壓力之下，積極緩和醫病之間的緊張氣氛、避免雙方的負面情緒繼續擴大。

　　雖然醫療人員在他們的臨床工作要求之下，通常能夠體會某位患者／家屬的不適與不便感受，但也需同時顧及對其他患者的服務。患者／家屬的這些不同需要在醫療人員的心裡都是重要的，但很多時候卻無法同時滿足。患者承受著病痛的折磨、家屬則承受照顧的辛勞，他們的注意力容易擺放在自身的需求上，使得他們原就不容易立即考慮到醫療人員需顧及所有就醫民眾需求的難處。且患者／家屬需求未被直接滿足所衍生的負面情緒，又容易使他們更加聚焦於自己的不舒服感受，認知思考也容易更形欠缺彈性，因此可能使患者／家屬將不良的醫病互動歸因於醫療人員不願意體諒。這樣的想法引發惡性循環，可能使雙方的負面情緒更加明顯、更加

堅持立場，進而擴大衝突、造成醫病關係緊繃，不利於後續醫療處置。在這類困境之下，醫病溝通的目標是避免負面情緒擴大，導致更緊繃的互動關係或衝突。

醫療人員身為醫療服務提供者，經常被要求或期待滿足每一位患者的需要，但實際上患者的狀況有時涉及他的身體狀況、情緒狀態及個人性格特質等，醫療人員並沒有辦法同時滿足每位患者的需求。因這些不可掌控因素或非醫療所需處理的狀況而背負未能適當處理衝突情境的責任，常是醫療人員感受工作壓力的重要來源之一。

這樣的情境裡，每個角色其實都有清楚的責任，醫療人員盡責地依程序看診或提供檢查、治療，患者遵守規定依序就醫，只是因為醫療處理的是「活生生的人」的病痛及感受，因此患者有時會有超乎常規的期待與需要。與醫病互動有關的因素中，既有的程序與規定也許不是醫療人員可以輕易改變的部分，但醫療人員卻可透過同理心的技術盡可能緩和患者／家屬在當下的負面情緒感受。減緩負面情緒之後，個人的注意力可由局限、固著回到較寬廣、有彈性的狀態，也就相對能夠多理解彼此的立場與難處。

情境二

　　患者有反覆發作的胃食道逆流，某次回診要求醫師繼續開立先前頗有效果的處方藥物PPI。依規定距離上次胃鏡檢查已超過四個月，這次如果要開立這個藥物，便需要再次進行胃鏡檢查，以確認開藥需求及符合申報規定。但患者因為前一次不甚愉快的檢查經驗，不願再次接受檢查，卻相當堅持要醫師開藥，在醫師說明之後，仍對醫師表達強烈的不滿，不斷抱怨自己的胃酸逆流還很嚴重、很不舒服，抱怨健保規定不合理，並反覆要求醫師一定要再開立該藥物。

在情境二中，患者因為身體不適而急切關注自身症狀的處理，且不了解健保制度的規定。在此種情形之下，不容易理解除了「緩解症狀」以外的其他開藥考量。此時醫師面對的挑戰是如何讓身體不適、情緒緊繃的患者，能夠較平心靜氣地理解醫師這一方對制度限制的考量，形成治療的共識，並遵從醫囑。由此衍生的醫病溝通目標是，緩和患者在溝通當下的緊繃情緒，使其注意力能夠較為放鬆、拉開廣度，而有機會願意聽一聽其他的醫療考量，以及這些考量對患者治療的影響與幫助。同理心的態度與技巧在此時對醫師而言會很受用。

情境三

79歲男性，大腸直腸癌患者，因為癌症復發已無法再進行治癒性治療。家屬在醫師的建議下同意讓患者接受安寧緩和醫療，但要求醫師不能夠讓患者知道患有癌症且病情已嚴重到不可治癒。在轉入安寧病房後，醫師欲進入病房探視患者時，家屬主動請醫師先在門外談話，談及考量患者也有心臟病及高血壓，擔心在了解病情後會受不了刺激，且過度擔憂與無望而喪失求生意志，因此要求醫師配合共同隱瞞病情，僅需讓患者以為是較為嚴重的腸胃發炎問題，此次住院只是要調養身體，治療後即可順利出院回家療養。

在情境三裡，站在醫師的立場，患者若能夠充分理解自身疾病狀況，較能夠進行直接的醫病溝通以及生命末期準備。且雖然在許多情況下，患者對於了解病情的想法可能是矛盾的，但患者仍有了解其狀況的權利。因此，對患者進行適當的疾病告知及討論，是臨床工作上必要的一個部分。在此醫師面臨的挑戰是，如何幫助患者調適疾病與即將到來的死亡

過程。

　　然而，家屬直接提出隱瞞病情的要求，甚至希望醫師一同以不完全符合事實的說詞安撫患者，與醫療的立場有所矛盾，這使得醫師的挑戰更加艱難——如何與家屬在相左的看法中尋求共識，成為幫助患者生命末期調適的同盟夥伴。醫師首先需理解家屬與患者關係緊密，在患者疾病調適的歷程中扮演重要角色。家屬提出隱瞞病情的要求，背後可能涉及幾種家屬自身的心理狀態：

1. 在認知上，家屬可能並未完整理解告知與不告知對患者疾病處理及生命末期調適的利弊。

2. 在情緒上，疾病告知與討論的過程使家屬需直接面對患者病末的事實而可能帶來威脅，家屬也可能擔心自己將無法處理病情告知後患者可能的情緒反應。

第一種狀態是資訊的缺乏，在提供適當資訊之後經常可見溝通的成效。更需要留心的是第二種，即情緒上的威脅。通常「威脅感受」會更優先左右家屬的行為選擇，使其在欠缺充分理解及處理策略的情形下，以逃避威脅、試圖保護的方式因應。此時醫師需思考如何「使家屬的威脅感受降低，並理解適當的病情討論有助於患者的調適」，此點與家屬保護患者的立場是一致的。在此透過同理心，處理的正是家屬的威脅感受，以及協助家屬在理解自己的情緒與需求的前提下，做有效的問題解決。

　　綜合以上，臨床困難情境經常涉及患者（或家屬）需求未能被滿足，而與醫療人員之間發生的衝突。衝突雙方難以對醫療處置形成共識，醫療照護的進行也因此受到干擾。若希望避免衝突、促進共識，以下兩方面的認知會有所幫助（參見圖2.1）：

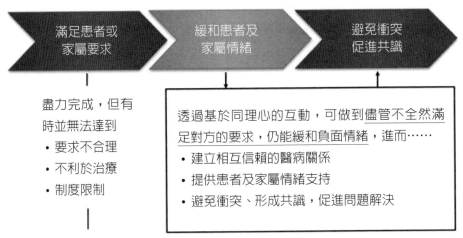

圖2.1　醫病溝通困難情境的消解

1. 關於滿足患者／家屬的要求：醫療人員在臨床實務上雖可盡力滿足患者符合醫療狀況的合理要求，但也經常因爲需同時考量其他患者的需要、制度限制及整體照顧利弊等，而未能盡善盡美。這類限制有時來自難以短時間內改變的環境或制度，未必可全由同理心與溝通直接解決。

2. 關於緩和患者／家屬情緒：即便無法直接滿足患者或家屬的所有需求，透過同理心的互動，緩和負面情緒、建立相互信賴的醫病關係、提供情緒支持，則仍有機會避免衝突以及形成共識，進而促進醫療問題解決。

二 同理心概念

案主中心治療學派大師Carl Rogers（1959）對同理心有如下的描述：

「同理心是正確地接收他人的內心狀態，體察附屬於此內心狀態中的情緒成分及意義，彷彿我們就是這個人，同時，也沒忘記我們實際上不完全等同於對方」。這段描述交代了同理心的幾個重點：同理心的理解是需要從對方立場出發，形成對對方內在架構的正確理解。理解產生的同時，雖然我們盡可能接近對方的經驗了，卻必須時時覺察與提醒自己，我們與對方終究是不相同的個體，因此這份我們所形成的理解不會完全等同於對方的真實經驗。

　　這個對同理心的描述看似簡單，卻對醫病溝通，或者可說對於任何的溝通，都非常重要。原因無他，「溝通」涉及了至少兩個複雜心靈的運作，作為傳達訊息的一方，我們無非希望自己所給予的訊息能夠順利進入接收者的心裡，然後產生我們原先期待的溝通效果。其中，訊息呈現的內容與方式，便是我們最能夠掌控、影響溝通效果的部分。那麼，該選擇什麼樣的內容與方式，使得溝通能達到最大的效果呢？這個問題雖然沒有絕對的答案，但整體而言，如果我們能夠盡可能正確掌握對方的想法、感受、需要等方面的狀態，並依據這些狀態調整傳遞訊息的內容與方式，那麼便有機會獲致較好的溝通結果。而這個「正確掌握對方狀態」，正符合Carl Rogers對同理的界定。換言之，溝通過程中盡可能做到同理，是促成有效溝通的首要之務。

　　接下來的問題是，什麼是對方的內在架構？我們要如何對對方的內在架構形成正確理解？簡單來說，這裡的內在架構指的是「個人經驗到什麼」。George Engel以生物心理社會模式（Bio-psycho-social model）的觀點，鼓吹從全人角度看待醫療照護的服務對象，其精神即是盡可能正確且完整地理解他人的經驗，此生物心理社會模式的觀念或許可幫助讀者思考該如何理解他人的內在架構。

三 生物心理社會模式

　　過去醫學界面對在人身上呈現的種種複雜臨床現象，有很長一段時間、甚至可說一直持續至今，都採取將整體化約爲細小部分、各個擊破的策略，以專業分工並相互合作的方式進行臨床研究以及醫療照顧。體現在民眾的就醫經驗上，便是醫院門診表上分門別類的科部劃分，以不同的身體器官或者系統爲單位提供民眾疾病與健康照顧。此種看待患者及其健康問題的方式是「生物醫學模式」（biomedical model）的角度。此角度相當程度地帶動了臨床醫學與研究的發展，但過度關注生物結構與歷程，相對地便容易忽略人是一個整體，有其個人的心理歷程以及身處的社會脈絡，這是我們在理解此人的經驗（包含健康與疾病有關經驗）全貌時不得不予以考慮的。Engel（1977）檢討生物醫學模式，指出完全以生物結構與歷程角度處理患者的臨床問題，明顯有其不足之處。這些不足涉及我們如何去判斷一個人是否生病了：如果一個人的生理指標顯現出異常，但根本沒有任何的不適或病痛感受，那麼他算不算是生病了呢？又或者生理指標找不到任何異常的證據，但在周遭他人的眼中此人精神氣力不足、總是有各種病痛抱怨，又算不算是生病呢？同樣的，相對於生病概念，僅以生物醫學模式角度看待「何謂健康」也會有類似的問題。健康檢查報告上的生理指標全落在正常的範圍，是否就保證了一個人的健康無虞，即便他經常感到壓力沉重、作息日夜顛倒、三餐不定時又缺乏固定的運動習慣？在此種反思氛圍下，生物心理社會模式的提出是試圖提供一個相對完整的思考架構，讓我們在這個架構中能看到一個較爲完整的人的全貌。

　　生物心理社會模式認爲（Engel, 1980）患者的「完整經驗」不是我們直接測量到的生理指標或由患者直接敘說的症狀抱怨可代表。這些生理表

現及主觀表達背後都涉及一連串內在與外在因素相互的關聯運作。生物心理社會模式對這些外顯經驗背後之有關因素與運作的考量，顯現在該模式的階層系統架構中（圖2.2）。

　　在生物心理社會模式中，當以個人為單位出發，探討其經驗時需考量個人內在的各種功能系統、器官、組織、細胞等層級的運作，同時也需注意此人所生活的外在環境，包含與重要他人的關係、一般的人際相處、與家庭／組織／社群／團體的互動，以及社會文化背景的影響等等。Engel（1980）以一個臨床案例（G先生）來說明這個概念：

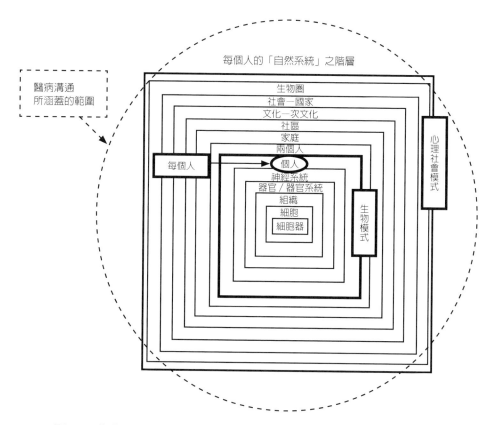

圖2.2　生物心理社會模式下的醫病溝通範疇（修改自Engel, 1980）

　　G先生，55歲已婚，業務員，有兩個已成年的兒子。六個月前發生過心肌梗塞，這次因爲又出現和當時類似的症狀，他便在接近中午時，在雇主陪同下前往急診求助。

　　事實上，當天早上約十點，當G先生一個人坐在辦公桌前的時候，他一開始只是覺得有些不舒服，接著逐漸感到前胸中間有股壓力，然後從左臂到左手肘感到疼痛。他很快想到這些症狀和六個月前的心臟病發作很類似，但馬上又認爲應該不是，因此他在辦公室嘗試了一些方法，試圖改善症狀，好讓他可以繼續工作。後來，他的雇主發現他看起來好像很不舒服，認爲G先生病得比他自己以爲的要嚴重，因此力勸他就醫。獲得G先生同意後，G先生在雇主陪同下來到急診。

　　到了急診，G先生不再感覺不舒服，但醫療人員認爲仍應進行冠狀動脈的例行檢查，也好讓G先生放心。半小時後，在檢查過程中，G先生突然心搏停止，失去意識，監視器顯示他出現了心室顫動。很幸運地，後來在施行去顫動成功之後，G先生的心臟沒有造成損傷。

　　幫G先生做檢查的醫療人員爲G先生和他們自己感到慶幸，因爲若G先生晚個半小時就醫，這樣的狀況發生在醫院以外的地方，他可能就無法活命了。

　　但是幾天後，G先生在一個會談中談及這次的急診經驗，卻有不同的觀點。他表示當時醫療人員花了10分鐘做了一些無效的努力，然後就走出去，說要去找人幫忙。他覺得這種過程，不只令他痛苦，而且難以接受。更重要的是，他對醫療的信任以及本身的自主性與控制感都受到打擊。他覺得不但沒有得到幫助，還被折騰，又不能保護自己。出現這些感受後，他開始感覺身體發熱，臉頰發紅，胸痛又再度發作，並且很快地惡化到跟上午一樣嚴重。他回想當時，當醫療人員走出去時，他其實鬆了一口氣，

但想到又要再遭遇類似狀況，被傷害、不受尊重，而自己竟讓這種事情發生在自己身上，於是無力感越來越強，接下來就出現了心搏停止、失去意識等狀況。這段描述中，透露了G先生對於先前的心室顫動是否單純只是心肌受損所導致的，存有疑慮。

　　在生物心理社會模式的角度下，面對患者所提出的主訴或臨床上呈現的症狀時，醫療人員需要同時考量這些臨床現象所呈現的整體脈絡，例如，這是一個怎麼樣的患者？他的年齡、性別、社經地位是什麼？他有什麼樣的性格或者反應傾向？他這次是如何描述他的症狀？他怎麼看待他的症狀？他周遭有哪些人？與他的關係如何？他扮演著什麼樣的社會角色？在不同的脈絡之下，相同的症狀或者抱怨，可能帶有不同的訊息及意義，帶領我們對患者的整體有不同的了解。

　　Engel（1980）對G先生案例的解析是，若仔細檢視G先生最初抗拒就醫的過程與反應，便可觀察到G先生的性格特質以及他所重視的價值某種程度決定了後來的病況演變。在運用生物心理社會模式以理解人之經驗的階層系統概念下，G先生形成何種心肌梗塞經驗，除了受到有關的生理病理機制影響，也同時被G先生的性格特質與價值觀所塑造。在這個例子中，醫療人員在最開始接觸到G先生時，若能注意到G先生為了先行完成工作而延誤就醫、從中發現他對工作成就的重視可能更甚於自身的健康，則有機會推想過去G先生對健康問題的因應習慣（例如，可能有未能遵從醫囑的問題）以及健康的基本狀態，從而對於病況的突發危機有所警覺。此外，基於這些對G先生性格特質的初步了解，再加上處置過程中對G先生口語及非口語反應的仔細觀察，或許也有機會發現他當下的緊張、無助與不安感受，以及這些情緒對身體狀況的恢復造成的不利影響。在給予必

要的醫療處置外，可透過一些適時的說明、溝通及安撫，幫助G先生表達想法、緩和情緒、參與決策，更適切地面對一連串處置及檢查，減低突發事件的風險。

Engel想要提醒醫療人員以立體、完整且動態的角度看待患者的經驗。患者的外顯生理症狀或主觀抱怨訴說的不只是身體不適本身，而是某個人在某種環境之下生長、生活，有著某種價值觀、信念、思考習慣以及情緒與動機，在某個時空經歷了某些不適而有這樣的主訴與臨床困擾呈現在我們面前。當我們試著形成理解時，需要盡可能去捕捉表面現象背後的整個脈絡，這也就是當我們試著同理他人時，應循線掌握的他人的內在架構。

延續稍早的描述，醫療人員與患者之間的醫病溝通，與所有類型的溝通相同，是涉及兩個人（也就是兩個完整的生物心理社會系統）間的互動（圖2.3）。這意味著，除了患者本身在生理層次、心理層次與社會層次的特性將深深影響溝通互動的進行，參與溝通的醫療人員，雖然身為專業的工作者、有其明確的工作目標，但不可避免的，他們自身在各個層次的特性，也同樣或多或少地涉入了溝通互動的過程。但與其他溝通不同的是，醫病溝通是以醫療問題的處理為主要目的，或者更精確地說，是醫療人員透過溝通而發揮醫療專業，協助處理患者的醫療問題。在此，不論是醫療人員或者患者，雙方在溝通中的立場，已因上述的溝通目的限定了。醫療人員的主要立場是「提供」專業協助，盡可能使其專業有所發揮，而促使患者的醫療問題得到協助；患者的主要立場則是「接受」專業協助，盡可能信賴醫療人員，接受所被提供的醫療服務。在圖2.3還有一個在醫療中經常出現的角色，亦即病人的家屬，他的立場通常是關心病人，且他也有他的生物心理社會系統。

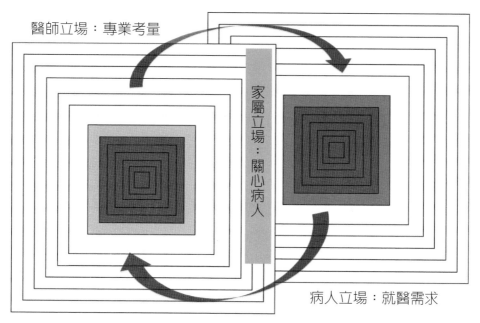

醫師立場：專業考量

家屬立場：關心病人

病人立場：就醫需求

圖2.3　兩個生物心理社會系統的互動

　　在G先生的案例中，我們可以將醫病雙方主要的溝通內容，界定為「醫療人員是否適當地提供了患者所需要的醫療服務」。從醫療人員及醫療專業的觀點，G先生在急診所發生的心室顫動，是相當危急的狀況，能夠在有充分醫療照顧的環境下控制住這個狀況，G先生確實是幸運的。但這個觀點，一般民眾不一定能理解。醫療人員對於醫療現象與知識的了解，使他們能夠處理這樣的狀況，也理解在這種危急狀況中，任何遺憾和意外都有可能發生，所以會對於這樣的結果感到慶幸與感謝。因此我們可以說，醫療的知識與處理經驗都是這些醫療人員生物心理社會系統中的一部分，影響了他們對於此溝通情境的覺知。但從一般民眾的角度，醫療是複雜且陌生的專業，他們在醫療情境中的判斷，都是來自過去至今所累積的個人醫療經驗與常識。當一個患者並不具備關於心室顫動成因及處理的

專業知識，同時又面臨因身體不適引發的緊張不安與注意力局限時，是不容易產生與醫療人員相同的慶幸與感激的。

在這個溝通情境中，醫療人員與患者的生物心理社會系統，至少有醫療知識、醫療相關經驗、需求等方面的差異，導致他們對「醫療人員是否適當地提供了患者所需要的醫療服務」形成不同的看法。如果進一步考量醫療人員與患者在醫病互動中，本就有各自不同的立場與角色設定，那麼比較實際能改善此互動結果的方式，會是由照顧G先生的醫療人員培養從廣泛的生物心理社會取向看待臨床醫療情境的習慣，那麼除了對這樣的處置結果感到慶幸與感謝，他們也就更能注意到在這個緊張的場景中，G先生與自己因為彼此在各個方面的基礎及背景是那麼的不同、可能會有全然不同的理解與感受，而能夠預先考量用什麼樣的方式，可更完整地與G先生溝通，提供G先生醫療服務，使他感覺到需求被充分了解與照顧。

回到同理心的概念，包含三個要點：1.以對方的立場正確地理解對方的內在架構（想法、情緒、經驗感受）；2.同時清楚知道自己的理解不完全等於對方的經驗；3.把自己的這份理解透過言語表達傳達給對方。要做到「以對方的立場正確地理解對方的內在架構」，便需要由對方（患者）的立場出發，完整地考量其生物心理社會模式。要做到「知道自己的理解不完全等於對方的經驗」，便需要明白，自己對對方的種種理解都是基於自己的立場（及背後的生物心理社會模式），因此無法百分之百等同於對方的經驗。溝通雙方為不相同的兩個人，有彼此不同的生物心理社會模式，因此對於同一件事情的理解與感受會有所落差。此落差需要透過雙方相互的表達與回饋來減少，而由於醫療人員在醫病溝通中的任務是提供適切的醫療服務，因此需要比患者付出更多主動的努力，使我們的理解能越來越接近患者的真實經驗。此外，這個努力減少落差的過程，也對患者傳

達出我們積極想了解他的用心與行動，有益於促進醫病關係與溝通，並提
高解決醫療問題的效率與品質。

第三章

心法二：反覆練習基本功

六種同理心技巧

在心理治療的訓練中，不論治療師採用何種治療取向，基本會談技巧的訓練都是不可缺少的，除了因許多治療的操作都仰賴適當的口語及非口語表達來傳遞，也因為治療師與個案間的融洽關係是治療能否發揮效果的關鍵因素。而這份融洽關係的建立，需仰賴治療師純熟而靈活地運用各種會談技巧。

翻開各種心理諮商與治療的教科書，會談技巧幾乎是必定出現的章節。各書對會談技巧的命名與分類各異，有些分類與命名著眼於治療師的口語及非口語表達（例如，該說哪些內容；選用哪些字詞及文句；回應時的表情、態度、語氣等）、有些著重訊息的接收與傳達的方式（例如，擷取部分的訊息進行摘要、提問以聚焦、或者只是複述）、有些則是依據回應所著重的心理活動面向做分類（例如，針對表達的事件做回應、回應個案的情緒感受、討論會談當下個案與治療師之間此時此地的關係等）。

Hill及O'Brien（2009/2013）以其臨床及教學經驗提出助人歷程的三階段模式，這三個階段依序是探索階段、洞察階段以及行動階段。其中，在探索階段治療師努力與個案建立支持性的治療關係，並鼓勵個案敘說自己的故事，藉此來幫助他們探索自己的想法與感受。在助人歷程中，這樣的自我敘說與探索會形成一個穩固的基礎，讓個案在後續治療中，有機會在治療師的協助下對自身問題產生新的洞察，並採取適當的改變行動方

案。探索階段以Rogers案主中心的治療理念爲主要理論基礎，認爲治療師與個案之間關係的建立主要是仰賴治療師展現出接納、同理心與尊重的態度。醫師與患者溝通互動的最終目的雖然與心理治療或諮商的助人歷程不同，但若希望落實適當的健康照顧與醫療處置，穩固融洽的醫病關係同樣是重要的基礎；此外，也唯有醫療人員能較爲全面地理解患者及家屬的經驗感受，才有機會提供較爲適切有效的醫療服務與品質。因此，Hill及O'Brien關於助人歷程之探索階段的整理，相當值得醫療人員在學習醫病互動與同理心的時候仔細閱讀。

Hill及O'Brien（2009/2013）介紹了幾個在探索階段具體實用的會談技巧。在這個章節將整理其中的「專注與傾聽」、「開放試問句與探究」、「重述」、「情感反映」四個技巧運用於醫病互動時的概念重點，並補充從臨床醫病互動經驗中的觀點，提供給醫療人員作爲練習同理心技巧的參考。另外，參考Hill及O'Brien介紹的「助人歷程的訊息」、「贊同——再保證」兩項技巧，爲落實於醫病互動中的可能形式與精神，調整後提出本章的「有效的醫療訊息傳遞」以及「贊同與肯定」兩項技巧進行介紹。

在此章節裡，將介紹六種醫病互動的同理心溝通會談技巧：專注與傾聽、重述、開放式問句與探究、情感反映、有效的醫療訊息傳遞、贊同與肯定。「專注與傾聽」的技巧主要顯現於醫療人員在面對患者及家屬時的注意力、態度及肢體表現；「重述」著重在對患者及家屬的表達做認知內容的摘要性回應；「開放式問句與探究」是醫療人員主動透過不同的問句，幫助患者或家屬更充分完整地表達自己的狀態；「情感反映」是針對平時溝通中較易被忽略的情緒面向做出回應；「有效的醫療訊息傳遞」著重於醫療人員以有效的方式提供醫療訊息；「贊同與肯定」則是增強患者

及家屬投入自我醫療照顧行為背後的支持動機。

　　由於會談技巧林林總總，建議醫療人員在學習不同的技巧時，務必思考技巧使用背後的原理，在未來的實務工作中才容易彈性運用，充分發揮效果。

第一式：專注與傾聽

"When you talk, you are only repeating what you already know. But if you listen, you may learn something new."

── Dalai Lama XIV

當你說話時，你只是在複述你已經知道的事情；

但如果能去聆聽，你便有機會領會新的事物。

── 第十四世達賴喇嘛

　　人與人的溝通是由口語以及非口語的表達所構成。去除文字的內容，溝通過程中所採用的語調、說話速度、伴隨的表情以及肢體語言等等都屬於訊息傳遞的一部分。儘管我們可能並不自覺，但在溝通時我們對彼此的判斷受到這些文字內容以外訊息的影響，有時更甚於語言文字內容本身。換句話說，醫病溝通中患者對於醫療人員所傳達之訊息的接收不會只限於語言表達的內容。事實上，社會心理學家探討人在說謊時的言語及行為，也發現說話的聲音以及肢體動作比說話時所使用的語言文字內容及臉部表情，都更能洩露出說者的本意（Zuckerman, DePaulo, & Rosenthal, 1981）。因此，在與患者或家屬溝通時，除了斟酌表達的用字遣詞，更需

要注意表達時的肢體語言以及說話方式。

「專注與傾聽」是同理心溝通的最基本技巧，指的是：「在互動當下盡可能將注意力投注在對方身上，從中仔細感受與聆聽對方的表達，體會表達背後所連結的對方的想法、情緒、感受等內在狀態」。試想當我們身體不適或面臨關愛的至親蒙受病痛之苦，必定處於身心較為緊繃的狀態，這種情況下會限縮一個人應對環境的耐心與理性思考的能力。醫療人員抱持著專注與傾聽的態度，所表現出來的口語及非口語行為便需以對方為中心，這能夠使處在緊繃身心狀態的患者（或家屬）感覺安全、被尊重與被接納，這是幫助他們與醫療人員有效溝通的基本行動。此外，站在醫療人員的立場，傾聽也是我們了解患者面臨疾病威脅經驗感受的第一步。

「專注與傾聽」對醫病互動有什麼幫助？

從以上的簡單介紹我們可以想一想，若醫療人員在與患者（或家屬）互動時能做到專注與傾聽，那就可以有兩個直接的效果：「使患者（或家屬）感覺安全、被尊重與被關懷」以及「使醫療人員處在可進一步了解患者（或家屬）感受的準備狀態」。

這兩個直接效果對於醫病互動及臨床問題解決有非常大的好處。當醫療人員表現出專注與傾聽的態度，使患者（或家屬）能在互動中感覺安全、自在，此份安全感可緩和患者（或家屬）在醫病互動中的緊張情緒。從心理學對焦慮以及訊息處理的研究結果可知（Eysenck & Calvo, 1992），人們互動當下的焦慮情緒會影響訊息的接收與處理。換句話說，人在緊張焦慮的狀態下，腦袋裡能夠容納的訊息量及複雜度都是比較低的；對於訊息的理解與反應，在焦慮的時候也需要花費比較大的心力才能達到與不焦慮時一樣的效果。醫病互動情境中，醫療人員通常需在有限的

時間內傳遞重要的資訊給患者（或家屬）；且有時這些資訊對患者（或家屬）來說，可能偏向專業，依其背景知識與生活經驗並不容易快速理解。若患者（或家屬）此時處在較爲緊繃的情緒狀態，更容易減損溝通的效率，帶來惡性循環；因此，透過專注與傾聽的態度使患者（或家屬）處在安全感較高、較爲放鬆的狀態，可以有更佳的醫病溝通與效率；患者（或家屬）若能從互動中感覺被重視、是有價值的、值得被傾聽的，也更能開放地探索自己的想法與感受。

另一方面，維持專注與傾聽的姿態也是爲醫療人員自身做好暖身——使醫療人員處在可進一步了解患者（或家屬）感受的準備狀態。當醫療人員有意識地將注意力擺放到患者（或家屬）身上，關心對方在此次互動中的情緒、動機與與需要——而非過度局限於診療進度或快速解決臨床問題——則醫療人員有機會從互動中觀察感受到言語表達的弦外之音。這將有利於醫療人員以比較適切的方式理解患者（或家屬）的臨床問題與需求，減少誤解或做出不利關係維繫的回應。在以同理心爲基礎的醫病溝通中，對患者（或家屬）問題與動機的理解是醫療人員提供醫療服務與建議的基礎，此點將在第五章同理心溝通技術的綜合應用會有詳細的說明。

「專注與傾聽」該怎麼做？

專注與傾聽技巧主要落實在互動中醫療人員的眼神態度、肢體語言以及注意力的分配。Hill及O'Brien（2009/2013）以英文的ENCOURAGES爲口訣提出了10項提醒要點，可供讀者參考。包含：與對方保持適當的眼神接觸（E, eye contact）、適時點頭（N, nod）、非口語行爲的展現需尊重文化差異（C, culture difference）、維持開放的姿態（O, open）、以「嗯嗯」的單詞表示知道（U, uhmm）、保持放鬆自然的神態（R, relaxed）、

避免令人分心的行為（A, avoiding distraction）、配合對方語法風格（G, grammar）、用第三隻耳朵聆聽（E, ears）、適當調配空間距離（S, space）。

除了上述行為姿態的注意事項，仍有幾個提醒希望能幫助讀者落實專注與傾聽這個技巧：

1. 【聚焦對方】調整注意力，將焦點放在患者（或家屬）身上。當我們真心認為患者（或家屬）的表達是我們所看重的，就自然能在互動中呈現出對其專注與傾聽的態度，也較能觀察到對方完整的表達、聽懂對方。

2. 【停止評價】避免沿用舊有習慣、習以為常地將所觀察到對方的一舉一動，都快速地以自己看待事物的角度形成判斷、評價。面對所觀察到對方的一舉一動，需提醒自己暫緩腳步，注意醫病之間的立場可能有所差異，首要之務是盡可能從患者（或家屬）的角度出發，體會對方當下的需求與關切，再從中理解其表達的意義。

3. 【自我檢視】互動當下，也隨時觀察患者（或家屬）於互動中的姿勢、動作、表情、語氣是否顯得放鬆、開放，能否自在地表達。這些資訊可用來檢視在互動中我們是否確實成功營造了舒適安全的氛圍；在專注與傾聽上是否還有可改善的空間。

4. 【考量情境】不論在表達或者判斷是否做到專注與傾聽時，都需要注意這個互動是在什麼樣的情境之中發生。例如，與好友訴說情緒困擾時，對方的眼神接觸可能是專注的表現；但當一方因為做錯事情心有愧疚時，另一方的目光直視則可能讓人更感威脅。此外，爭論議題時，雙手抱胸可能傳達對對方主張的不認同；但

在話題中性的場合，則可能單純只是因為溫度太低覺得冷。若未能考量互動發生的情境脈絡因素，可能造成錯誤的判斷與解讀。

5. 【留在當下】互動當下若我們太著重於思考接下來的醫療處置，甚至是接下來其他患者的診療，則很難有足夠的心力專注於與眼前患者（或家屬）的互動，也就更難形成適當的理解。但完全不去考慮後續的醫療處置亦不符合醫療實務的目的與需求，因此「專注與傾聽」就像是選定當下所想要收聽的頻道做調頻切換，我們需要練習的是將認知資源做適當的分配，以使有限的注意力能夠在不同的事務之間彈性轉換，以達平衡。

6. 【保持彈性】因為專注與傾聽的效果需要視互動雙方的特性及情境脈絡而定，因此沒有標準答案。應避免固著於特定的行為細節、認為有絕對正確的非口語表達。建議應多探索不同作法的效果與使用時機，練習彈性運用。

「專注與傾聽」的可能問題

■ 問題一：該怎樣做到「運用第三隻耳朵」來聆聽？

建議：練習跳脫互動本身，掌握弦外之音。

Hill及O'Brien（2009/2013）提到需要「運用第三隻耳朵來聆聽」，「第三隻耳朵」是什麼呢？該怎麼運用？面對這個問題，讀者不妨試著問問自己，在醫病互動中我們要傾聽的是什麼？是患者的症狀報告及病史？或者我們關切的不只是「病」，而是「這個生病的人」？

「第三隻耳朵」比喻的是什麼？面對繁忙的臨床實務現場，不論任何專業都反覆被訓練要快速地在大量的訊息中區分主題、掌握重點。與生俱

來的兩隻耳朵，是用來接收醫療情境中經常被視為主題的種種與臨床問題直接相關的訊息，例如，患者遭遇何種症狀、這些症狀對他的生活造成哪些不便。但是當我們回到醫療服務的初衷，希望關切人的整體，而不只是病的現象，那麼這些訊息展現在什麼樣的情境脈絡中便是我們也想盡可能掌握的。第三隻耳朵，就是用以接收這些情境脈絡中經常被忽略，但卻至關重要的訊息——額外感官的注意力。這些訊息看似未與溝通主題直接相關，但卻在主題呈現時襯托其意義，經常決定了我們是否能正確理解對方。

那麼該怎麼運用這「第三隻耳朵」呢？相對於與生俱來的兩隻耳朵對於聲音與內容的接收從來不需要刻意開啟些什麼，第三隻耳朵的運用卻是你我需要用心練習與培養的。我們需要在每次互動中提醒自己「跳脫出來」。「跳脫」是指調整過去接收訊息的習慣，除了關心臨床問題本身，也關切這樣的臨床問題是發生在什麼樣的情境脈絡之下（參考《張開第三隻耳朵》）。例如，高中三年級的學生在大考來臨前抱怨腸胃不適，以及即將退休的男性主管抱怨經常性的腹痛，兩種腸胃症狀可能代表截然不同的臨床意義。也就是，是什麼樣的人、在什麼樣的時空背景下，產生了這樣的臨床問題。

此外，「跳脫」提醒的也是一種互動當下注意力的分配與轉移。除了注意患者（或家屬）的表達，我們也練習撥一部分注意力去觀察與反思對方的表達帶給我們什麼感覺，因為這些感受常常能提供許多對方未言說的重要訊息。此部分的技巧與心理治療中對於「此時此地」（here and now）的關注有關，有興趣更深入了解的讀者，可參考Irvin Yalom著名的團體心理治療一書第六章（Yalom, 1985/2001）。

張開第三隻耳朵

　　試想以下情境：一位年約60歲、穿著樸實、操著臺語口音的男性民眾，前來到醫院向服務臺人員詢問器官捐贈的資訊。正巧經過的你，在第一時間會對此事有什麼想法？你如何解讀這位民眾的提問？

　　這個提問表面上是民眾來到醫院尋求醫療資訊，因此最直接的回應便是提供對方書面資料或者口頭給予解說。但同時，身為醫療人員的你或許也些微意識到這類提問的不尋常之處。畢竟在臺灣的社會文化習俗中，「器官捐贈」尚未成為民眾普遍認同、習慣主動討論的議題，一位中年的普通民眾，若不是具有醫療或相關專業背景，何以會特別關切這個問題？

　　這份靈光一現的疑惑，便是我們運用第三隻耳朵的起點。在思考怎麼回答這位民眾的問題（即「器官捐贈有何資訊與管道？」）的同時，順著這個疑惑我們跳出來問：在什麼樣的情況之下，這樣的一位普通中年民眾會主動關切器官捐贈議題？不同的可能性便有機會逐步釐清與了解：他可能剛才聽過一場相關議題的演講，深感認同所以主動接觸；可能他的至親近期面臨生死關頭，這個舉動說明他正面臨有關的決策；或者，另一個可能是，他最近突然被診斷有重大健康問題，詢問器官捐贈資訊的舉動，其實是他擔心害怕、意欲放棄或逃避的一種表現？這任何一種情況，都是完全不同的故事。

　　第三隻耳朵的開啟，往往來自溝通當下你我心中突然冒出來的、那些對於對方、對於彼此互動關係的直覺感受與疑問。保留一點注意力在這個直覺上面，順著這個聲音多想一下、多問一下，就有機會聽到隱藏於溝通情境中的重要訊息。

■ 問題二：容易被自己的情緒或想法干擾而分心，該怎麼辦？

建議：接納自身注意力有限，隨時修正，化阻力爲助力。

　　本書一再強調我們需要關切「完整的人」、需要從更寬廣完整的角度體察患者（或家屬）的感受，避免將對方簡化爲症狀抱怨的組合，因爲我們所面對的是有血有肉、時時刻刻都有他們目標、情緒、感受的眞實個人。同樣的，醫病溝通中的另一端──身爲醫療人員的我們不也是這樣？儘管以醫療爲業、受過許多專業訓練，作爲一個人我們也時時刻刻有自己所追求的目標，對於環境事務或他人也會有所感受、有所期待，除了開心、振奮、當然也會疲累、生氣。在我們面對工作及患者（或家屬）的時候，這些部分並不會自動自發地消失無蹤，而是時時刻刻跟隨著我們，那麼該怎麼避免自己的心理狀態干擾醫病溝通的進行？

　　首先，我們需要比較中性地看待這個問題。人的注意力資源本來就有限，不論是能容納的訊息廣度或者維持時間的長度都有其限制，因此在互動交談中偶有分心都是正常現象。尤其當我們並非機械式地聽取、記錄患者（或家屬）講述的內容，而是專注地體會理解其處境感受，則我們對應到對方的情緒之外，自身所有的情緒起伏、有關想法湧現都是自然的反應。如果暫時意識到自己的情緒讓自己分心了，此時，處理的方式無他：先接納自己的情緒後，提醒自己把注意力放回患者（或家屬）身上即可。若因此遺漏了某些資訊，坦誠且禮貌地向對方表達歉意，並請求再做說明，是最簡單直接的作法。

　　此外，雖然醫療服務是以照顧患者爲主要目標，但醫療人員個人的目標及情緒反應卻不必然對醫病互動有負面影響，未必需要完全排除、避免。在社會互動中，人們會依據自己在互動中所感受、接收到的訊息作反

應；醫病互動也是社會互動的一種，因此醫療人員在醫病互動中所產生的感受，也可作為線索讓我們從中推想患者（或家屬）可能的想法或感受。因此，若運用得當，我們便有機會將自身的情緒、想法轉換為促進溝通的助力。

此種轉換的前提是，我們需要盡可能地覺察在互動當下自身的想法及感受，同時能夠記得醫病互動的目標為何。可以試著在感受到自身情緒時，快速地辨認一下「這些情緒背後，是我的何種目標、感受、想法？」。例如，在反覆說明病況之後，患者就像沒有完全聽進去一般，仍舊在相同的問題打轉，這時醫師感覺到自己漸漸覺得焦躁、不耐。稍做反思，醫師注意到這些情緒背後似乎是對於自己付出了努力卻無法使患者充分理解配合而產生的挫折感，以及希望有效率地處理完這位患者臨床問題的目標也無法被達成。在覺察之後，就只需要再提醒自己回到患者（或家屬）的問題上即可。

大部分的情況裡，自我提醒後我們多半能再把注意力拉回患者（或家屬）身上。若在互動當下有些餘裕，或者在互動之後曾有時間心力回想互動過程，可進一步思考「我的這些情緒感受，告訴了我關於這位患者的什麼訊息呢？這與我試著要幫忙他的方向有什麼衝突？」。在剛剛的例子裡，經過反思，這位醫師漸漸注意到自己的挫折感受，其實正說明了眼前的患者並未如醫師預期般能快速接收、理解醫師的說明（即便醫師可能已相當盡力地提供完善的說明了）。這個實際說明成效不如預期的狀況，可能是來自醫師說明的方式對患者來說不易理解；可能是患者所關心的重點並沒有正確地被掌握；也可能是來自其他難以透過醫病互動直接掌控調整的患者個人因素。但不論如何，當醫療人員反思這些問題的時候，便已由關注自己的目標、感受、想法，回到了對原初醫病溝通目標（即幫助患者

解決醫療問題）的關注。這樣的作法比起將之摒除在意識之外，更可以幫助我們了解整體狀況，而能主動做更有利於醫病互動的選擇。

　　這是耗費注意力資源的工作，一開始並不容易做到，但只要醫療人員能夠在每次醫病互動（甚至在一般的人際互動）中，都自我提醒稍做練習，當我們重複練習自我覺察，便能越來越快地在互動當下區分自己的目標、感受、想法與患者的需要，而後主動選擇將注意力放在患者身上，減少干擾。

■ 問題三：一直「傾聽」會不會促使患者漫無邊際地談話，拖長看診的時間？

建議：積極傾聽，輔以適時的回應傳遞理解。

　　我們是否也有過一種經驗是，當遭遇某些不順遂的事，如果有幸身邊有某個交情不錯的好朋友願意傾聽，我們便會一股腦地把心中的鬱悶滔滔不絕傾訴。那麼如果場景換回醫病互動，當我們對患者（或家屬）釋放出願意傾聽的訊息，會不會促使他們漫無邊際地談論自身困擾，越發不可收拾而拖長了診療時間、犧牲原有醫療服務的效率呢？

　　依據我們的經驗，就像在心理治療裡每個個案都有他本身的特質，以及他們臨床問題迫切的程度。「滔滔不絕、說個不停」，經常見於某些具有特定表達風格的個案，或者一般個案但在會談當下有過多情緒有待宣洩的情況。醫病互動中，面對這兩種患者（或家屬），醫療人員「如何聽」是很重要的。這裡牽涉到我們對於「傾聽」的正確觀念之建立：「傾聽」不是被動地聽、任由聲音訊息傳入耳朵、僅針對訊息字面作意義判斷，而是更積極主動地對說話者所釋放的訊息進行整體的了解。在患者（或家屬）眼前，一位「傾聽著」的醫療人員，以及一位「被動聽著」的醫療人

員，一開始看上去沒有什麼不同，但是當醫療人員開始針對所聽給予回應時，差距就會慢慢顯現出來。如果我們能夠基於足夠貼近患者（或家屬）需求及感受的理解給予回應，經常能使對方的情緒達到適當的宣洩，而使對方能漸漸將注意力移回理性的問題解決；相對的，若醫療人員僅被動地接收訊息，因而未能適當地傳達理解，容易使對方感覺需要再加強說明，好讓醫療人員能聽懂自己，如此便可能促成無效且冗長的溝通。

積極主動地傾聽，有助於我們在互動當下給予適切的回應，及早在對話初期，便朝向建設性的方向移動（例如，緩和說者的情緒、形成相對正確的理解），避免最後流於難以收拾的漫談。但有些時候，面對某些性格特質或表達風格特殊的個案，即便醫療人員已盡可能地掌握步調、理解、給予適當的空間宣洩情緒，仍舊會發生患者（或家屬）過度占據診療時間談論個人問題的狀況，這時便需要更多溝通技巧以及同理心技術的綜合運用了，讀者不妨在閱讀完本書後面章節後，再回過頭思考這個問題。

第二式：重述

"Most people do not listen with the intent to understand; they listen with the intent to reply."

—— Stephen R. Covey

多數人不是為了理解而聆聽，他們是為了回應而聽。

—— 史蒂芬・柯維／美國管理學大師

溝通的基本要件是「訊息」由「傳送的一方」釋出後，再由「接收的

一方」充分地接收。但實際上，訊息被一方傳遞出來，另一方就必定能夠順利接收嗎？

　　醫病溝通通常是從患者注意到自己的某種臨床困擾開始。患者將這個臨床困擾透過語言向醫師或其他醫療人員表達，希望對方能夠依其專業做判斷，並提供適當的醫療協助。在這個過程中，患者習慣用什麼樣的方式陳述他所經驗到的症狀，會影響醫療人員對於臨床問題的理解。醫療人員面對10位病人，便可能遭遇10種不同的表達風格，此時在溝通的當下即時地確認所接收到的訊息是否正確、針對模糊不清的地方加以澄清，是使訊息被正確傳遞與適當接收的基本技巧。這也是「重述」技巧最簡單的目的。

　　「重述」技巧是醫療人員在聆聽患者（或家屬）的陳述時，忠實而不帶評價地將所聽到的表達內容，複述或摘取要點重複地說出來。進行重述的前提是我們不預設自己對患者（或家屬）表達的解讀絕對正確，儘管有時對方的表達可能很清楚直接，也是臨床上很常見的抱怨，但我們仍抱持著小心謹慎的態度，在接收到訊息時透過重述加以確認。

　　在心理諮商與治療的歷程中，「重述」除了幫助雙方確認溝通訊息的正確性，更重要的是促成個案從不同角度檢視自己的經驗。透過聆聽醫療人員的重述，患者（或家屬）立即從剛才表達自身經驗時的主觀位置，移動到客觀的位置，這除了讓他們有機會確認自己的意思，也使他們了解從他人的觀點這些問題聽起來是如何。這樣的了解就像是一個地基，讓人能夠踩在上面，再進一步深入探索自己的經驗。醫病互動雖然是以醫療問題的處理為主軸，但由於患者可能承受著病痛或者對健康的擔憂，情緒與需求也常常是隱藏於溝通之中，重要但可能受到忽略的因素，「重述」技巧在此便可協助患者（或家屬）以客觀或較為抽離的角度檢視自己的表達。

「重述」對醫病互動有什麼幫助？

在一般人際互動中，我們並不會對他人的字字句句都做複述，如此可能造成訊息傳遞的效率低落，也可能因為對於許多約定俗成的溝通默契顯得疏忽不在意，而造成溝通雙方的誤解與不愉快。在醫病互動中，「重述」的使用是帶有目的性的，有其解決臨床問題的效果及好處，醫療人員可斟酌使用。

如同前面所描述，「重述」的運用有兩個直接效果，分別是「使醫療人員可確認患者（或家屬）的表達並核對理解」以及「使患者（或家屬）客觀審視自己的表達」。這些效果會為臨床工作帶來一些好處，當醫療人員透過重述確認及核對自己的理解時，會自然地放慢溝通的步調，如此可避免在匆忙的醫療工作情境下因過度自動化解釋而落入溝通不良的惡性循環。患者（或家屬）有機會針對醫療人員的理解給予正確與否的回饋，必要時便可澄清及補充其表達。同時，在聆聽醫療人員的重述時，患者（或家屬）也因為自然地轉換了立場檢視自己的表達，而有機會跳脫出來看待自己在此臨床問題中的感受，可更深入思考自己的想法。

「重述」該怎麼做？

在醫病溝通中進行「重述」的主要目的是確認是否正確接收訊息，因此我們會比較建議採取假設或請求確認的語氣，避免評價或武斷認定對方的意思。這樣的語氣及態度可留給對方修正、補充的空間，也可促使對方多做說明。

「重述」的內容方面，考量到溝通的效率，面對較冗長的陳述，醫療人員需要從患者（或家屬）的表達中判斷、選取重要素材，從而做具體且精簡的重述（即摘要）。那麼什麼樣的內容才是重要的呢？除了患者所

陳述的醫療問題，還有什麼是醫病溝通中的重要素材？重要性的判斷與訊息的選取，主要考量的是溝通當下雙方主要關切及討論的臨床問題為何、患者（或家屬）的意圖與需要，以及醫療人員在此互動中所設定的溝通目標。舉例來說，病人一進入診間，向醫師寒暄道：「林醫師早，今天雨下好大！又遇到上班時間，剛才我搭公車來一路塞車，差點趕不上我的號碼，害我好擔心！對了，上禮拜你幫我開的那個藥，我怎麼感覺沒什麼效？我都有按時間吃呢！」這段寒暄裡，這位患者首先分享了當天進入診間之前塞車經驗，但這個部分並非此次病患就診的主要目的，因此雖然有超過一半的語句都在敘說路途中的經驗，卻未必是溝通當下重要、需重述確認的內容。考量就醫目的，醫師比較可能選取予以重述會是：「感覺沒有效？」藉由此一回應，醫師可向患者傳遞兩個訊息：1.醫師掌握的訊息重點是「藥物效果不佳」；2.醫師邀請患者一起就這個部分多做了解。

再看另一個例子，超音波檢查等候室內，一位民眾向櫃臺人員詢問：「小姐，請問還有多久會輪到我們？我媽媽身體比較虛弱，她有糖尿病而且體力不太好，我們一大早出門到現在我怕她有點支撐不住了。」這個例子裡，重述的內容可以有幾個選擇，例如：「你問到還有多久會輪到你們？」或者「伯母等得比較久，體力有些支撐不住了是嗎？」醫療人員選擇不同的內容做重述，代表他所接收的重點不同。依據此重點差異給出的回應也會帶領出不同的互動走向。至於哪個選擇是比較好的，則需要考量這位家屬在詢問當下的動機為何，此點可從陳述語氣及態度加以推敲。基於同理溝通的首要目標是「理解對方的感受、情緒及想法」，因此若能選擇與對方動機、關注焦點較一致的回應，會是比較有利的。以這個例子來說，家屬雖然也問及「需要再等候多久」，但真正關切的重點可能是「擔心在久候之下病患的身體狀況難以負荷」。這時或許先以「伯母等得

比較久，體力有些支撐不住了是嗎？」這個重述回應會比較貼近對方的動機。但無論如何，需記得同理溝通並不要求一步到位，而是逐步趨近的過程，標準答案永遠都在我們希望同理的對方身上。即便在單一的反應上我們沒能精準選對最正確的語句，只要依據對方的回應再做微調修正即可。

「重述」的可能問題

■ 問題一：一直重複對方的話讓我像鸚鵡一樣

建議：變換形式、掌握重點。

在尚不熟練「重述」技巧的階段，臨床工作者可能會因為經常套用某些固定格式進行重述（例如，我聽到你說……）而使這個技巧的運用顯得刻意，甚至在重複幾次這樣的回應之後，使患者（或家屬）因為將注意力轉移到此種機械化的回應，反而不能有效達到幫助他們客觀檢視自身表達的目的。

針對如何避免鸚鵡式的重述，Hill及O'Brien（2009/2013）的建議是：

「選擇重要的因素、聚焦在個案所關心的話題，所謂『要害（cutting edge）』上，使用不同格式的重述，盡量讓重述簡短。」

這些原則背後，提醒了重述技巧的精神不在表面語句的複述，而是透過複述傳遞我們對對方表達重點的精準掌握。

在回應的形式上，多練習不同的格式是有幫助的。例如，重複語

尾、重複關鍵字、摘要重點、或使用特定句型「我確認一下我是否聽清楚了，你說……」等，將可避免過度機械化的回應。其中，「摘要重點」尤其是重要的作法。當患者（或家屬）做出較長的陳述，很可能他們正試著向醫療人員表達某種較複雜的個人經驗。這個時候，患者（或家屬）經常需要一邊表達一邊整理自己的思緒，此時，摘要重點式的重述，不僅幫助我們正確了解對方，更有利於他們組織整理自己的想法。

■ 問題二：當我不同意對方的看法，也要重述嗎？

建議：重述不為表達贊同或反對，而是傳遞理解。

很多時候，患者（或家屬）除了陳述臨床問題，也會同時提出他們自己對於問題的解釋或猜想。臨床工作者或許也遇到過這樣的情況：這些患者（或家屬）基於自己的生活經驗以及蒐集到的有限資訊，便對醫療問題的成因及解決方式形成自己的看法。這些看法可能不一定是正確的，甚至有時候不利於問題的處理。當這樣的情況發生時，重述會不會變成是我們也贊同這些想法？反而增強、鼓勵了對方，使得醫療處理更加困難？

其實上述醫病雙方對醫療問題看法的落差，正是醫病溝通中亟需被正視的狀況之一。醫療人員的信念來自所接受的專業訓練，而民眾則僅能依據個人生活經驗累積出對健康與疾病的常識信念。醫療人員需正視此差距對於訊息的傳遞有重大影響。為了達到溝通的目的，醫療人員除了提供正確資訊，更應該主動了解患者（或家屬）是基於什麼樣的信念，形成個人對醫療問題的理解，再據以尋求適當的說服策略。以臨床上癲癇相關檢驗為例，由於研究已知癲癇患者的腦波經常會有不同於一般正常人的特殊型態，因此腦波檢查常是醫師初步判定患者是否罹患癲癇的主要檢查項目；而其他腦部影像技術（例如磁振造影、電腦斷層）則被用於確認患者腦部

是否有出現與癲癇發作有關的組織損傷。換句話說，不同的檢驗技術在癲癇的診斷上有不同的功能以及使用考量。一般民眾對醫療檢驗技術的原理鮮少有完整的知識，一旦遭遇像這類涉及複雜生理機制的臨床問題，有些患者會依據自身對於不同技術的個人想像（例如，磁振造影是很貴很精密的技術，在於疾病診斷上必定比較有效），而在不見得必要的情況下，要求醫師開立某種檢查。這種時候，希望達到有效的溝通，便需要醫療人員接收到患者對於開立某種昂貴檢查的期待，並進一步理解對方如此期待背後的想法及動機（例如，希望自己的癲癇症狀能夠清楚地被判斷而不要有所疏漏）。

重述在這樣的情況中，便是澄清及改變患者（或家屬）看法的第一步。當我們試著透過重述將我們接收到的患者（或家屬）對於臨床問題處理的考量加以描述，實際上正是在幫助雙方將彼此對於同樣問題的不同認知銜接起來。醫療人員一邊進行重述，患者（或家屬）一邊能夠澄清、組織自己的想法，同時也確認醫療人員確實理解了自己的表達，而後注意力便能夠由「讓醫療人員聽清楚我的困擾」逐漸轉移到「和醫療人員討論解決方式」上面。在這種基礎之下，醫療人員再試著提出專業的知識，幫助患者（或家屬）導正想法，會是比較好的時機。換句話說，當患者（或家屬）表達出某些我們所不贊同的醫療看法，重述是先耐住性子，確認對方的想法，形成雙方對於臨床問題描述的共識，而後再針對誤解之處進行溝通。此基礎的建立將影響患者（或家屬）對於醫療訊息的接收度，若未能感覺想法先清楚地被聽到，患者（或家屬）經常容易會停留在被誤解的感受裡，而對醫療人員所傳達的訊息產生抗拒，反而不利於觀念的調整。

■ 問題三：重述時該如何表現出不評價？

建議：練習調整用字譴詞與態度，並時時覺察自省。

重述的一個重點是「忠實而不帶評價地」陳述對方所表達的。但什麼樣的陳述才符合這樣的重點？又我們該如何做到？

忠實而不帶評價，指的就是我們的回應盡可能如實且完整呈現患者（或家屬）所說，且不應包含我們自己對這些內容的價值判斷；這表現在回應的內容以及態度上面。因此，除了在回應中要避免說出評價性的內容，在非語言行為上，也應注意是否傳達了評價的態度。醫療人員在溝通過程中，在心中對患者（或家屬）的表達產生價值判斷是很自然的事情。這表示討論的主題、患者（或家屬）表達的想法對我們來說也有某種重要性、是我們所關心的，因而引發了我們對這類議題的感受。只是當這樣的評價出現時，醫療人員的部分注意力就會被評價所引發的情緒吸引，而無法完全專注於與患者（或家屬）交談及臨床問題處理。醫療人員要避免表現出不評價，除了需注意表達的內容字句與態度，也應覺察自己評價的根源──自身的價值觀。我們需在平時盡可能反思自己對不同議題的主張及立場，如此在真實的醫病互動中遇到患者（或家屬）表現出我們不認同的言行時，才能較快地注意到我們心裡對此產生的評價，而立即提醒自己在當下保持中立開放的態度，試著也站在對方的立場思考。

■ 問題四：適當的重述時機為何？

建議：注意溝通主題轉換，考量目標與限制，權衡調整。

當患者只是簡單地逐項報告症狀，這時需要重述嗎？又或者有些時候，患者滔滔不絕地講述鉅細靡遺的經驗，什麼時候重述才是最適合的？

　　進行重述的時機選擇，需要考量互動的主要目標、任務以及限制。試想患者來到門診，向醫師抱怨身體病痛的同時，觸動了自己在生病過程中的孤單感受，便轉而訴說家人對他如何的缺乏關心。這種情形之下重述該何時運用？記得重述的基本功能有兩項：幫助醫療人員確認對患者（或家屬）表達的理解，以及讓患者（或家屬）客觀審視自己的表達。基於這兩樣功能，重述時機選擇可能有以下幾方面的思考。如果需要重述的內容太多太長，可能使我們不容易完整掌握對方的表達，也不易透過精簡的語句回應其表達，因此當對方陳述的主題有明顯轉換時，便可考慮稍微打斷，先對前一個主題做摘要或重述（如果這個主題是重要的）。如果擔心打斷會顯得無禮，一個可供參考的說法是：「抱歉我需要打斷你一下，因為你剛剛說的東西我覺得很重要，怕漏聽了，所以先跟你確認一下。你剛剛說……。」另一個考量需權衡醫病互動的目標及限制，例如，一方面在有限的診療時間裡（限制），醫療人員需要盡可能蒐集足夠的醫療資訊來提供適當服務，因此可能需要將患者陳述感受的時間稍做限縮，保留給特定醫療問題的澄清（目標一）；但另一方面，當患者明顯帶有情緒需要傾訴宣洩時，開放較多時間給患者自由表達，將有利於建立患者對於醫療人員的信賴（目標二）。在此例中，何時該做重述則需由醫療人員權衡不同的醫療目標以及限制，做出取捨。

第三式：開放式問句與探究

"Be curious, not judgmental."

—— Walt Whitman

保持好奇，但不批評。

——華特‧惠特曼／美國詩人

　　「提問」是醫療人員面對不同的患者蒐集臨床問題資訊時的主要作法。不同的提問方式能幫助醫療人員蒐集不同面向的訊息，對於醫病關係的走向也有不同的引導作用。

　　此段落介紹的「開放式問句與探究」，是醫療人員以較不限定患者（或家屬）回答方向的問句提問。開放式的提問並非用以檢核或確認特定訊息（例如，會不會拉肚子、有沒有咳嗽等），而是透過減少對回答範圍的限定程度，使患者（或家屬）可有較大空間表達當下他們心裡所關切的、希望表達的。

　　問句的開放程度經常受到提問時所採用的關鍵提問詞彙決定，以大家熟知的測驗題類型來說明：選擇題（關鍵提問詞彙：「哪個」）會比是非題（關鍵提問詞彙：「是不是」、「有沒有」）開放程度高；問答題（關鍵提問詞彙：「如何」、「怎麼樣」）又比選擇題開放程度高。但有時也需同時考量語言的使用習慣，雖然表面上問句採用了「是不是」的提問詞彙，但提問者的真正意圖可能是種邀請，而未必是要對方在「是」與「不是」之間做選擇。例如：「是不是能夠請你描述看看最近的睡眠狀況？」字面上是以「是不是」開頭，但實際的意圖是在邀請對方針對「睡眠狀況」做陳述。此外，問句中對提問主題的具體程度，也會影響問句的開放程度。較為模糊的主題（例如：「說說看最近的生活情形」）會比較具體的主題（例如：「說說看最近恐慌發作的情形」）開放程度高。

　　在溝通互動中，一般人都自然而然會在聽對方說話的時候，揣測話語背後的目的，再據此給出較適切的回應。醫病互動中，患者（或家屬）在

聽取醫療人員的提問時，同樣也會先行快速地判斷醫療人員的意圖，而後才提供訊息。例如，醫師向腹瀉的患者問起前一天的進食情形，患者可能的判斷是，醫師為了協助治療腹瀉，所以需要了解很可能造成腹瀉的飲食情形。此時，患者通常會直接報告自己的飲食情形，同時也可能再多陳述一些他認為與腹瀉可能有關的訊息。不論如何，醫師的提問內容及方式，因為某種程度透露了提問時的意圖，使得患者在回應時，對於自己要表達的內容可以有選取的焦點或空間。也就是說，醫師的提問（包括問題本身以及提問的意圖）會透過患者對提問的覺知，限定了回答方向。因此在提出問題時，應當反思我們是出於什麼樣的想法提問，並注意對方對這個意圖的可能理解。當我們希望所提出的問題，能夠提供患者（或家屬）比較開放的表達空間、使他們自由陳述想法，那麼提問的方式就需要傳達這樣的意圖。

「開放式問句與探究」對醫病互動有什麼幫助？

在醫病互動中使用「開放式問句與探究」，最顯而易見的效果是醫療人員可藉此蒐集較完整豐富的臨床問題資訊，如此可減少不自覺先入為主的判斷、形成對患者（或家屬）問題的偏狹理解。另一個直接的效果是幫助患者（或家屬）探索問題。面對不同開放程度的提問，患者（或家屬）在考慮如何回答的同時，便自然而然地會從不同角度反思自身的需求與困惑，探索自身的想法或感覺，並加以組織、表達。這些動作將有助溝通雙方聚焦在問題的重要面向、增加對問題的掌握度，導向後續的問題解決與因應。

以患者的一句簡單陳述「這幾天心情很差，血壓都飆高了」為例，以下不同開放程度的提問回應，可了解陳述背後與此經驗有關的各面向訊

息，藉以掌握問題的重點。

- 發生了什麼事？此提問未局限回應主題（例如，血壓、心情等等），而是邀請患者自由地表達與此陳述有關的重要訊息。

  假設患者接著提到「最近經常與老婆吵架」，後續可再針對吵架有關的原因、想法、感受等不同面向進一步提問。

- 你們為了什麼事吵架？聚焦於吵架的原因（事件）。
- 吵架過程中你的感受是什麼？聚焦於患者對吵架的感受。
- 吵架時你有哪些想法？聚焦於患者在吵架當下的想法。
- 你注意到的血壓與吵架的關聯是什麼？聚焦於患者對「吵架與血壓關係」的觀察。
- 吵架對你造成了什麼影響？聚焦於患者認為的吵架所造成的影響。
- 你怎麼看待「最近常與老婆吵架」這件事？邀請患者跳脫出事件，思考如何看待此事件。

從以上羅列的各個提問例子可以注意到「開放式問句與探究」的效果，是來自醫療人員在溝通當下腦中掌握了某個參考的資料蒐集架構，然後依據這個架構針對所想探討的部分，調整提問的開放程度，引導溝通逐漸聚積在特定的面向。

「開放式問句與探究」該怎麼做？

「開放」指的是不針對特定訊息、不限制回答方向。此技巧強調不針對特定訊息進行探問。消極來說是不干涉回答者的回應方向，積極而言則是鼓勵盡量就提問的主題作多面向的完整描述。因此，詢問的形式經常會被修飾為沒有具體答案的問句，或邀請患者針對某些主題多做陳述的直述

句，兩者用意是類似的。我們設計了「牛刀小試」練習，以下條列了六個
問句，我們試著依不同的開放程度練習排序。

牛刀小試

　　以下六個問句，請依據「開放程度」排序。「最不開放」為1；「最開
放」為6。

　　＿＿＿＿最近一次恐慌發作有哪些症狀？

　　＿＿＿＿說說看你最近一次恐慌發作的經驗。

　　＿＿＿＿最近一次恐慌發作時你怎麼處理？

　　＿＿＿＿你最近兩個禮拜的身體狀況怎麼樣？

　　＿＿＿＿這兩個禮拜還有恐慌發作嗎？

　　＿＿＿＿你最近兩個禮拜過得如何？

　　　　　　　　　　　　　　依問題順序答案為：243516

　　在作法上，開放式問句的提問較少問「為什麼」，較常問「什
麼」、「怎麼」。這並不是表示問題的原因不重要，只是「為什麼」的提
問方式容易讓患者（或家屬）感到被挑戰，在建立關係初期容易升高緊張
或威脅感受。此外，問「為什麼」是請對方直接交代整個事情發生的來龍
去脈，但這很多時候正是患者（或家屬）自己搞不清楚、無法說明的；而
透過多個「什麼」、「怎麼」形式的提問，則是醫療人員邀請患者（或家
屬）一起清楚實際現況為何，從頭理解問題到拆解問題、找出原因。

　　以下提供四種開放式問句的應用範例：

1. 澄清／聚焦：「你說你感到很不舒服的意思是指什麼？」

2. 問想法：「你對失眠有什麼想法？」

3. 問感覺：「你對於吃藥會有副作用有什麼感覺？」

4. 邀請舉例：「能不能舉個例子，說說看當你緊張的時候會怎麼處理？」

運用「開放式問句與探究」時，有個幾個要點需謹記在心。

1. 盡量採用短而簡單的問句，使患者（或家屬）容易理解。

2. 搭配其他會談技巧：當患者（或家屬）順著提問探索自己的經驗，從而提出有關的想法、感受，醫療人員可適時摘述出重要的想法與主題協助對方自我審視（重述技巧），或者反映對方於陳述過程中所展現出來的情緒經驗（情感反映）。這樣做的時候，會幫助他們在一堆有待整理的經驗中找到可能的重點，接著便可以更具體地提問幫助他們再次聚焦。

3. 隨著經驗探索的步調逐步收斂聚焦：提問之開放程度的調整需搭配臨床問題釐清的步調，釐清問題越清楚，越可以聚焦，也代表開放程度可以相對地減少。也就是說，當患者（或家屬）對問題的回應使問題的釐清有所進展，則可以減少後續的提問仍停留在相同開放程度，不然已經收斂的焦點會再次失去。這個聚焦深入的步調通常是掌握在醫療人員手上，其中的關鍵是當患者（或家屬）針對提問給出回應後，醫療人員需要主動檢視這個回應幫助釐清了什麼，有哪些部分還需要再深入探討，該採取何種問句才有助深入。若在問答之間無法做到這個立即的判斷與調控，則很可能患者（或家屬）努力回答問題，卻感覺無法將經驗整理成有意義的訊息，容易覺得毫無進展、帶來挫折感。

此外，也需避免以下的情況：

1. 避免一次問好幾個問題：同時問太多問題容易使對方不知道該回答哪個問題，思緒變得混淆，也容易因難以整理而感覺挫折，或者感覺受到質問、威脅。

2. 避免因提問而打斷患者（或家屬）的思考與表達：開放式問句與探究的重要目的是幫助患者（或家屬）探索自身經驗，因此當注意到對方正在思考或探索時，則應將所想要提出的問題暫時放在心裡，在適當的時機再行提出。

「開放式問句與探究」的可能問題

■ 問題一：所有的提問都需要使用開放式問句嗎？

建議：依據資料蒐集及互動目標彈性運用。

「開放式問句與探究」與其他基本技巧相同，技巧背後有其所對應的效果。雖然開放式問句可提供對方較不受限的回應空間，但「開放」未必總是醫病互動脈絡下唯一的選擇。提供患者（或家屬）表達的空間固然有利於幫助他們在醫病互動中感覺自在，但毫無邊界的開放與缺乏聚焦，也可能使對方因為感覺不到溝通將如何導向問題解決而逐漸不安、失去耐性。

開放式問句與封閉式問句之間沒有絕對的好壞，兩種提問方式對於資訊的蒐集及醫病關係的建立有不同效果。一般而言，採用封閉的提問會提供患者（或家屬）較清楚具體的指引，可簡單明確地選取必要資訊回應；患者（或家屬）在這種情形下不需要、也沒有太多機會表達提問焦點以外的訊息；醫病互動在此是偏向由醫療人員所主導。相對的，採用開放式問

句的提問，因爲給予的回答限制與指引較少，究竟何種訊息是重要的、值得提出的，此判斷的責任便落在患者（或家屬）身上；這類醫病互動使患者（或家屬）有較多主動性。

依據上述的區分，可知在不同情境下開放式及封閉式的提問分別有不同的適用性，提問類型最主要可依據互動的目的及提問效果來做選擇。在以蒐集特定訊息爲目的，且診療時間有限的情形下，封閉式問句是比較好的選擇，但也需注意觀察患者（或家屬）是否感覺缺乏機會表達重要的訊息。另一方面，醫療人員溝通的目的著重在蒐集較全面的醫療資訊，或期待促進患者（或家屬）的主動表達意願，則開放式問句會是比較有利的作法。

■ 問題二：反覆開放提問可能會使對方感覺挫折、不知如何回應，或僅能重複相同的回應。

建議：配合問題釐清的步調逐步聚焦；透過調整提問方式幫助對方回應。

開放式的提問由於賦予回應者在選擇與組織回應內容上較大的責任，因此較不容易回答。不習慣此種互動關係的患者（或家屬），有時會感覺無所適從；醫師反覆停留在開放程度較高的問題上，也可能使患者（或家屬）感覺臨床問題的處理缺乏進展。

醫病溝通期待透過醫療人員與患者（或家屬）間的資訊交流，使臨床問題獲得適當處理。在此過程中醫病雙方是合作關係。當患者（或家屬）依據提問投入於自身狀況的思考與組織表達，醫療人員也並非被動等待，應持續觀察患者（或家屬）的反應，思考提問是否有助於問題釐清（例如，這樣的提問他是否感覺困惑？或者已有想法？他所提出的回應是否已有值得聚焦的訊息了？）。醫療人員需要透過敏銳的觀察掌握步調，必要

時對提問的方式及焦點有所調整，並搭配其他技巧（例如，情感反映、重述等）幫助患者（或家屬）整理經驗。避免任由對方毫無頭緒地面對過度開放的問題，甚至感覺不斷地被詢問、調查，卻一無所獲。

■ 問題三：使用開放式問句會不會使患者（或家屬）滔滔不絕、漫無邊際地說個不停？

建議：確實傳達我們對對方的理解。

　　開放式問句能夠讓患者（或家屬）有比較大的表達空間，但有時我們也可能擔心對方因此無法控制地越說越多，使得醫療服務反而無法進行。這種情形其實不那麼常發生，尤其在一般的醫療情境中，患者及家屬多少都能夠認知到醫病互動的主要目的，仍是在於臨床問題的處理，也能明白醫療人員可投注於單一個案的時間有限。

　　當這樣的情形發生時，有可能是患者（或家屬）在溝通中感覺自己的需求及表達始終未能適當地被理解。這時醫療人員需反思是否出現未能掌握對方真正的經驗的重點；或者醫療人員雖然掌握了重點，卻未能運用適當的技巧（例如，重述、情感反映等）將理解傳達給對方。由於一般情況下，未被理解的感覺常常會使患者（或家屬）感覺溝通無效，所以傾向透過反覆地陳述、解釋，試圖讓讓醫療人員理解。因此這樣的情形也是提醒我們與重新檢視自己對於患者（或家屬）的理解是否正確、是否有效地傳達了我們的理解。

第四式：情感反映

"When there is anger, there is always pain underneath."

——Eckhart Tolle

憤怒的背後，總有傷痛。

——艾克哈特・托勒／美國作家

　　情緒讓我們感受喜怒哀樂之外，情緒感受還是人類動機的一部分，人們出現某種情緒後，會驅使個人關注與情緒有關的訊息，並引導行為反應。在人際溝通中，情緒感受的表現經常是埋藏在口語內容以外的非口語行為或者表達脈絡之中，多數人可隱約感受到，但卻不習慣針對這個部分做回應。「情感反映」是同理心溝通的重要技巧。這個技巧是辨認出對方語言與非語言行為中所隱含的情緒感受，並以簡短而正確的話語將這些內容呈現給對方。

　　「情感反映」的第一個部分是辨識情緒感受。在與人溝通時，一般人的情緒感受會同時經由語言和非語言行為（例如語調、肢體動作、臉部表情）傳達出來。有些時候，因為情緒感受並不是個人所主要想傳達的訊息，所以被排除在口語表達內容之外，但我們還是可以透過仔細觀察此人的非語言行為，來了解溝通當下他的情緒狀態。例如，一位患者緊皺著眉頭、聳著肩膀，用很快的語調不間斷地向醫師抱怨很多症狀，甚至一直重複地說著同樣的症狀，這時候醫師可能會猜想此人同時帶有焦慮的情緒。

　　在辨識情緒感受之後，「情感反映」的第二部分是醫師如同一面鏡子般，將患者的情緒以不帶評價的方式回應給他，讓他藉由醫師的表達看到

自己的情緒。反映，是對現象做忠實的呈現，而非加以評價、推論、或多做解釋。例如，要反映「感覺得出來這些症狀讓你很擔心」，而不是評價說：「你就是想太多才會這麼擔心」。

「情感反映」對醫病互動有什麼幫助？

「情感反映」用於醫病溝通中的直接效果有三方面，分別是「傳達醫療人員對患者（或家屬）情感的理解與接納」、「協助患者（或家屬）覺察隱藏在訊息背後的情緒經驗」，以及「協助患者（或家屬）接納自身情緒」。

這些直接效果將為醫病互動及臨床工作的進行帶來一些好處。當醫療人員傳達了對患者（或家屬）情感的理解與接納，會使患者（或家屬）確認醫療人員支持的態度以及對患者（或家屬）感受的理解，除了初步可以消除患者（或家屬）於醫療情境中的緊張不安，亦可增加他們對醫療人員的信任，促進醫病關係與醫病溝通。「情感反映」技巧的第二個直接效果是協助患者（或家屬）覺察隱藏在訊息背後的情緒經驗，這可減少他們被自身情緒拉著走而不自知的情形，有機會認識自己的情緒經驗，從而讓自己從情緒的影響中跳脫出來，更客觀理解自己的情緒感受。這將有利於後續正確的醫療訊息接收。「情感反映」技巧的第三個直接效果是協助患者（或家屬）接納自身情緒。因為透過這樣的過程，醫療人員示範了對患者（或家屬）情緒的接納與理解，這將使患者（或家屬）也有機會學習以接納的眼光，看待某些原先個人亟欲壓抑的情緒。以上的效果將使他們有機會在後續醫療過程中，對所經驗到的各種新的感覺（如高血壓又飆高了，血糖控制變差等），更細膩地發現自己的情緒感受，也會願意抱持開放的態度向醫療人員表達自己的感受。

「情感反映」該怎麼做？

情感反映的第一步是從互動中，辨認出對方可能有的情緒經驗。然而，一般人的成長經驗裡，並不一定習慣掌握與情緒有關的細微訊息，尤其繁忙的工作場域中，在任務要求與時間壓力雙重夾擊下，醫療人員更容易將有限的注意力集中在疾病及症狀細節的蒐集，而不自覺忽略了患者（或家屬）情緒表達的重要性。

該如何辨識情緒經驗呢？一個簡單方法是，謹記每個情緒經驗都至少包含「關鍵事件」，以及「關鍵事件所引發的關鍵反應」（圖3.1）。這個關鍵事件可能是來自患者（或家屬）內在經驗或外在環境的，通常也是他們當下所關注的部分。當我們觀察到患者（或家屬）在互動中出現某些情緒（可能是表情、語調、或者有關的行為表現），便要注意對方是不是產生了某些情緒感受。例如，說話語氣變得急促、音量提高，可能是對某些事情生氣不滿；反覆關切相同問題、坐立不安、欠缺耐心、眉頭深鎖，可能是擔心憂慮醫療狀況或處置。觀察到這些行為表現與情緒時，我們需要提醒自己注意、並問問自己，對方之所以產生這樣的情緒感受，可能是什麼樣的事件經驗（關鍵經驗）在背後影響著。這會是辨識一個人的情緒經驗粗略但簡易好用的方法。

然而，在運用這個簡單方法的同時，也需注意「情緒」實際上是複雜的現象，涉及一個人的生理、神經、認知、人格、社會等各方面的心理運

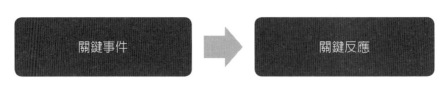

圖3.1　關鍵事件引發的關鍵反應

作，因此，將情緒經驗區分爲事件及情緒感受是非常簡化的作法，並不足以完整說明個人情緒經驗的內涵。做如此簡單的劃分，僅是爲了在實務上幫助醫療人員快速掌握患者（或家屬）的可能情緒經驗，使我們在醫病溝通中能第一時間覺察患者（或家屬）所在意重視的事情。

辨識情緒經驗之後，「情感反映」的第二個部分是醫療人員以簡短而正確的話語，將所掌握的經驗如實反映出來。反映時，除了指出對方的關鍵情緒感受類別（例如，「聽起來你很困擾」），建議也可同時傳達是「何種關鍵事件」引發這樣的情緒感受（例如，「聽起來吃藥之後反而有不舒服的症狀，這讓你覺得很困擾」），以及兩者之間的關聯。實際的表達還可以有更多不同的形式，以下是幾個不同的例子：

- 「你覺得很生氣（關鍵情緒感受），因爲本來安排好的檢查卻臨時被取消了（關鍵事件）。」
- 「很多人碰到這種狀況（關鍵事件）時會覺得很慌張（關鍵情緒感受）。」
- 「聽起來頭痛得睡不著（關鍵事件）讓你很擔心（關鍵情緒感受）。」
- 「醫師換的新藥有副作用（關鍵事件），這讓你覺得很生氣（關鍵情緒感受）。」

運用「情感反映」技巧時，有四個要訣，請大家特別留意：

1. 【不忘傾聽】雖然在作法上，我們提供了醫療人員簡單的情感反映公式——觀察情緒反應的線索，掌握情緒感受與關鍵事件之間的簡單連結，用以辨識患者（或家屬）可能有的情緒經驗——但也如同我們針對情緒之複雜性給予大家的提醒，人的情緒經驗是牽涉多層面的複雜現象，上述公式應被視爲簡單的入門方法，更

重要的是體認情緒經驗涉及生物、心理、社會等層面，在判斷之前，需提醒自己盡可能站在患者（或家屬）的立場傾聽理解情緒行為背後的意義。

2. 【注意時機】就像其他技巧一樣，「情感反映」的使用有其時機。當我們在溝通中反映出對方的情緒經驗，是將「情緒」從溝通背景中拉出來成為主題。很多時候在溝通關係尚未具備足夠的信任與尊重感受以前，這樣的動作容易使雙方感到威脅與不安，因此，在學習「情感反映」作法的同時，需要特別留意當下使用這個技巧的時機與目的。有關的考量將在下個段落「情感反映」的可能問題」之問題一討論。

3. 【避免武斷】進行情感反映表達時，採取慎重保留的態度是非常重要的一點。由於情緒常隱藏在患者（或家屬）內在，我們其實是透過觀察而來，希望盡可能理解患者（或家屬）的關鍵經驗及情緒，判斷上都有可能會出錯，有時面對較複雜的情緒經驗，也不容易一下子就精準掌握，因此實務上應避免使用太過武斷的態度或字句，使對方感覺被誤解或威脅。可多使用「聽起來」、「好像」等語詞，如此可提供修正、補充的空間。此外，也記得隨時透過問句與對方核對、確認我們的理解是否有誤。

4. 【給予空間】情感反映的一個效果是提升患者（或家屬）的情緒自我覺察。若我們對對方情緒經驗的掌握適切，且在適當的時機反映，對方可能會因為注意到過去自己未注意到的部分而在當下有所感受，這時應仔細觀察其反應，適時保留一些短暫的沉默，讓對方能由此感受中稍做體驗與思考，有助於他們提高自我認識、探索更多。

「情感反映」的可能問題

■ 問題一：情感反映使用時機如何考慮？

建議：考量對方對討論情緒經驗的準備性與期待。

　　情感反映時機的考量，需對應當下使用此技巧的目的，而目的連結的是使用該技巧所期待的效果，也就是在情感反映之後，希望將醫病溝通與醫療問題處理帶往哪裡。情感反映的直接效果包含「傳達醫療人員對患者（或家屬）情感的理解與接納」、「協助患者（或家屬）覺察隱藏在訊息背後的情緒經驗」，以及「協助患者（或家屬）接納自身情緒」等三方面。當意識到溝通中出現了「情緒」，思考是否要反映出這些情緒時，我們需要自問，這是否是個反映情緒的好時機？

　　對應到我們所希望的情感反映效果，這個問題的思考可以從幾個更具體的問題著手：患者（或家屬）期待我注意到這個經驗嗎？這個情緒經驗的存在是否造成患者（或家屬）的某種困擾？協助對方覺察與接納這些情緒與醫療問題的處理是否有關？當這樣的情緒經驗與患者（或家屬）的臨床問題有關、患者（或家屬）希望（也準備好）讓自己的情緒經驗被關心、理解、接納的時候，會是比較適合運用情感反映的時機。

■ 問題二：當患者（或家屬）一股腦地說出許多內容，我該挑選哪個部分回應？

建議：可考慮選擇重要性較高或較強烈的情緒。

　　儘管在前述「情感反映該怎麼做」的段落，已簡單介紹如何由患者（或家屬）的陳述中辨識情緒經驗（即辨識「關鍵事件」及「關件事件引

發的情緒感受」），但未受過完整心理諮商或心理治療訓練的醫療人員，在面對複雜的情緒經驗時，對於要如何在短時間內快速選擇適當的重點回應還是可能感覺困難。也就是，有時患者（或家屬）的表達可能同時包含多個不同的情緒經驗，那麼我們又該回應哪個部分呢？可以試著想想，在患者（或家屬）多重的情緒經驗中，哪個部分是令人感覺最重要或最強烈的，這也許是當下對他影響最大的部分，醫療人員可以選擇部分回應。

然而，這裡牽涉到的不只是技術層面的問題，更涉及了我們對於他人情緒經驗表達的接收與感受。互動的當下，在從他人的表達中辨識情緒經驗以前，需先對於這些經驗有所體會。換句話說，如果我們全然感受不到對方傳達的情緒，那麼便很難掌握哪些部分是重要的、值得反映給對方的。

但是，真的能做到「感受對方的情緒」嗎？其實回想我們的人生經驗，或多或少都曾經（或者持續）與生活中的某些人建立較親近的關係。在與這些關係對象互動時，除了基於對對方的了解，我們經常是憑著個人純粹想要與對方相處、關懷對方的出發點，直覺地感受著對方的情緒。同樣的，在醫病互動中對於他人情緒經驗的關照，也有著一樣的出發點。「感受他人的情緒」是一般人多多少少都具備的能力，只是有些人比較敏感一些，有些人則比較不習慣注意這個部分。在醫病互動中，可以透過一些反覆的自我提醒與練習，來提升我們對患者（或家屬）的感受能力。作法上，可以試著提醒自己在互動當下挪出一部分注意力，留心自己對患者（或家屬）的即時表達心裡有什麼樣的感受，問問自己當下心中呼之欲出的形容詞是什麼。這樣的感受，經常提供了我們關於患者（或家屬）情緒表達的線索，接著再由這些線索去體會其中比較重要的情緒訊息為何。如果我們只是有一些模糊的感覺，也可以輔以「開放式問句與探究」，邀請

患者（或家屬）多做表達，這將有助於更明確地掌握對方的感受。

這麼做了以後，就能確保我們每次都精準地掌握對方最重要的情緒經驗嗎？正如同本書一再提醒的，情緒感受是主觀，我們的理解終究難以完全等同於對方的感受，應將同理心的溝通，視爲是盡量趨近對方內在狀態的一個過程。在這樣的前提之下，需要謹記在心的重要習慣是：持續地與對方核對我們的理解，以降低主觀判斷偏差可能的影響。

■ 問題三：我找不到適當的言語描述患者（或家屬）的情緒經驗。

建議：多看多想多學習。

若我們過去並未習慣關照情緒或描述自身情緒經驗，一下子要找到適當精確的用字描述患者（或家屬）的情緒感受，有時眞的不容易。如果醫療人員想反映病人的情感，但覺得用詞不夠豐富細膩，建議可以參考黃菊珍與吳庶深（2008）所著《剝奪的悲傷：新生兒死亡父母親的悲傷與輔導》書中整理的「情緒與感覺一覽表」，這份資料提供了相當完整的描述情緒感覺的形容詞，醫療人員平日也可反覆瀏覽，練習對情緒經驗形成適當的描述。

不見得要閱讀每一個詞，但讀其中任何詞時，都請試著體會那個詞所描述的情緒或感覺，設想它可能發生在什麼情境下，甚至在自己心中想像與體會。逐漸累積下來，您的心中就會有許多可隨心使用的詞。

■ 問題四：萬一在回應患者（或家屬）的情緒之後，我無法適當地處理對方的情緒怎麼辦？

建議：設定合理目標，培養個人情緒處理能力。

有時候醫療人員不傾向在診療情境中回應患者（或家屬）的情緒，是

因為擔心聚焦在情緒後會帶出對方越來越多的負面感受及表達。一方面這可能需要花費更多的診療時間處理，另一方面，也擔心自己不一定能適當處理而造成反效果。

在提供實務的建議之前，有必要先釐清何謂「適當地處理」情緒反應。依據溝通互動的不同目的，可對他人的情緒反應有不同的回應，「適當」與否則關乎溝通之目的。在醫病互動中，我們的主要目的乃是「透過同理心的回應促進醫療問題的解決」。在這個脈絡之下，適當地處理並非要求我們藉由這短暫互動時間，便為患者（或家屬）解決情緒背後長年累積的個人議題（這也許屬於心理治療的目的），而是透過反映對方的情緒使對方感覺被理解與接納，進而也能覺察並接納自己的經驗，如此是為了促進醫病溝通及醫療問題處理。

在實務中使用「情感反映」技巧，醫療人員需權衡當下可用的資源（例如，診療時間、醫療人員的心力狀態、對本身技巧的信心等）以及醫病互動的實際狀況，最終仍是以患者的最大福址為考量。這其中，如果醫療人員能夠在平日對情緒議題的處理多做準備，則較有機會在有需要處理情緒議題時，做得更好。

針對情緒反應之處理，提供以下幾個建議：

1. 【鋪陳討論，逐步進行】在協助患者（或家屬）處理情緒經驗時，需時時監控雙方對於情緒經驗探索與整理的進度，以幫助對方逐步釐清。避免在尚未了解情緒有關的經驗內涵之前，就急著安撫、安慰對方或跳到結論與建議。如此容易使對方感覺不被理解與接納，也無法從中覺察、整理自己的經驗。當患者（或家屬）顯現出明顯的情緒感受，建議醫療人員靜下心來稍做觀察，並做簡單但保守的反映。

2. 【考量時限，調整深度】如上所述，情緒處理需要有所鋪陳，因此須考量不同診療情境中的時空限制。當沒有足夠的時間做深入的經驗整理時，建議可做基本的情緒反映及支持，並安排適當的時間或資源協助患者（或家屬）。

3. 【個人議題，自我覺察】醫療人員對於情緒經驗的處理有所疑慮，除了來自技巧及時間空間有限，也可能與自身未解的個人議題有關。當患者（或家屬）的情緒感受是醫療人員也有切身經驗時，醫療人員自己的經驗也容易被帶出，而干擾自己對討論的投入。建議醫療人員平時應反思與整理自身的情緒經驗，同時善用醫療團隊中的專業資源（例如，尋求同儕支持、向具備心理專業訓練的人員求助等）。適當的自我覺察可幫助醫師於會談當下區分患者與自身的情緒經驗，保持客觀。關於情緒的自我照顧，將在本書第六章詳細介紹。

第五式：有效的醫療訊息傳遞

"Persuasion is not a science but an art."

—— William Bernbach

說服不是一種科學，而是藝術。

—— 威廉・伯恩巴克／美國廣告大師

醫療人員經常需要向患者（或家屬）傳遞醫療資訊，包含解釋醫療問題、提供決策有關的訊息、建議自我照顧方法等。這些訊息能否被患者

（或家屬）正確且完整地接收，經常直接影響醫療問題能否被適當有效地處理。而患者（或家屬）是否能適當接收醫療訊息，則受到過去的生病經驗、對疾病原有的認知、本身的知識背景以及所傳遞訊息的複雜程度等因素影響，都是醫療人員在傳達訊息時不可忽略的。此外，訊息的傳遞方式則是另一個同樣重要且醫療人員可主動控制的因素。

「有效的醫療訊息傳遞」指的是醫療人員用溫和親切的態度、以患者（或家屬）能了解的語言清楚說明接下來他們將面對的各種醫療狀況、處置及決策。這個技巧的目的在於盡可能改善訊息傳遞的方式，以增加患者（或家屬）順利接收醫療訊息的可能性。

「有效的醫療訊息傳遞」強調三個重點：

1. 【親和態度】傳遞訊息時採用溫和親切的態度。
2. 【熟悉用語】以患者（或家屬）熟悉或者能了解的語言傳達。
3. 【具體內容】訊息的內容需指明接下來即將面對的可能醫療狀況、處置以及決策，使患者（或家屬）對於自身醫療問題的處理有所準備。

「有效的醫療訊息傳遞」對醫病互動有什麼幫助？

「有效的醫療訊息傳遞」運用於醫病溝通中的直接效果是，幫助患者（或家屬）能確實具備解決醫療問題的必要資訊。這個效果對於醫病互動及臨床問題處理是非常重要的，它衍生出的好處至少有兩方面：「減少患者（或家屬）的緊張不安」以及「使患者（或家屬）對醫療歷程抱持適當期待」。

患者（或家屬）可能具備不同程度的醫學知識／常識。對於某些較欠缺有關背景知識的人來說，醫療問題經常是陌生而複雜的，他們可能無法

直接掌握各種醫囑與自身醫療問題處理的關聯，自然也感受不到必要性，且容易被過多陌生的訊息帶出焦慮感受。透過適當的方式傳遞醫療訊息，使患者（或家屬）具備適當資訊來理解他們所面對的醫療處境，可減低不確定感及緊張不安。另一方面，也有部分患者（或家屬）雖具備某種程度的醫療知識／常識，但在遭遇病痛時，以自己不盡然全面的了解病況衍生許多推論及判斷，反而導致更多擔憂。不論原因為何，過多的焦慮情緒在醫病溝通過程中，容易導致注意力窄化、對訊息形成負向偏狹的解讀。此時，醫療人員從中判斷患者（或家屬）正確與錯誤的認知為何，以親和的態度提供容易理解的資訊作為澄清及補充，將有助於緩解焦慮，減少情緒狀態對溝通與問題解決的干擾。

　　此外，醫療人員向患者（或家屬）說明他們接下來將面臨的醫療狀況、處置及決策選擇，使對方能依據客觀訊息對醫療歷程形成適當期待，也可減少因抱持不完整、不正確的醫療知識，衍生錯誤問題解決方向的可能。當患者（或家屬）能對醫療歷程形成適當的期待，則較能選擇正確的因應策略，與醫師配合、投入治療，也因為知道自己能做什麼，而提升自我照顧的動機。

「有效的醫療訊息傳遞」該怎麼做？

　　醫療訊息傳遞是一般醫病互動中既有的部分，因此這個技巧的作法並不是要在醫病溝通中多增加什麼額外動作，而是針對既有的訊息傳遞方式，檢視與修正其效果。一般有效的醫療訊息傳遞，應該盡可能做到以下幾點：

1. 【眼神接觸】清楚說明的同時注視患者（或家屬），一方面透過態度傳達「這些訊息是很重要的」，另一方面也可隨時確認對方

的理解程度，適時做調整。

2. 【白話語言】採取患者（或家屬）習慣使用的語言。這裡的「語言」除了指患者（或家屬）的慣用語言類型（國語、臺語、客語），也包含配合對方的用字譴詞習慣（包含詞彙、譬喻等），並考量患者（或家屬）的教育程度、職業及文化背景。這些對於一個人溝通理解的習慣方式都會有所影響。

3. 【鼓勵發問】患者（或家屬）有時可能因為擔心耽誤醫療人員時間、造成麻煩，而對於疑問之處有所保留、自行猜想，最終反而阻礙了醫療問題的處理。因此，儘管在溝通當下患者（或家屬）並未明顯表現出疑問，醫療人員仍可主動地確認他們的理解，例如，時間允許的情況下可請患者（或家屬）說說看他們了解了什麼；另外，也應鼓勵患者（或家屬）提出問題。有時開放式的提問對患者（或家屬）也許有些困難，這時醫療人員可依據自身的經驗，為對方設想可能的問題，試著提出供對方參考。

「有效的醫療訊息傳遞」的可能問題

■ 問題一：臨床診療時間有限，如何在詳細說明與維持診療效率間求取平衡？

建議：改善傳遞方法、分批逐步提供。

雖然醫療訊息傳遞的效果不僅只取決於花費多少時間來做說明，但不可否認當我們希望多加確認患者（或家屬）的理解與疑問，勢必付出較多的時間成本。而這點在臨床實務上確實會造成困擾，也經常為醫療人員帶來壓力。在實務操作方面，可參考以下建議：

1. 【訊息分級，逐步傳達】先行考量患者（或家屬）的教育背景及對醫療狀況的了解程度，在每次診療時間有限的情況下，先選取最必要、具優先性的訊息提供，而非鉅細靡遺地給予所有相關訊息。並在後續診療機會，逐次給予各個有關的訊息。

2. 【緩和情緒，提升專注】有些時候患者（或家屬）未能適當接收訊息並非因醫療人員傳遞方式有誤或對方理解力不足，而可能是某些當下的情緒感受（例如，焦慮）使他們未能將注意力擺放在訊息溝通上。此時可搭配如情感反映等其他同理心技巧，先行緩和患者（或家屬）的情緒感受、提升他們參與溝通的專注力，之後再提供醫療訊息。

3. 【多種語言，勤加練習】盡量觀察、練習與累積不同的語言（國語、臺語、客語等）、溝通習慣，將有益於與不同背景之患者（或家屬）的訊息傳遞。

4. 【綜合考量，求取平衡】考量患者（或家屬）特性、臨床場域的時間及空間限制、醫療服務的目標等，拿捏醫療訊息傳遞的方式及份量，求取平衡。

第六式：贊同與肯定

"Whether you think you can or can't you're right."

—— Henry Ford

不論你認為自己辦得到或者辦不到，你都是對的。

—— 亨利・福特／美國企業家

本章介紹的最後一個技巧是「贊同與肯定」。這個技巧的目的在於增強患者（或家屬）有利的行為。在互動中我們所給出的回應，除了帶有值得傳遞的醫療訊息，在適當的時機針對適當的內容給予肯定，也經常構成對患者（或家屬）行為的重要回饋，使對方了解什麼樣的行為是被鼓勵維持的。

「贊同與肯定」技巧的基本作法是，醫療人員透過正向鼓勵的態度，明確針對患者（或家屬）「有利於自我照顧或醫療問題處理」的表現給予增強。也就是，醫療人員以贊同或肯定的方式回應患者（或家屬），這樣的回應作為一種增強物，可促使患者（或家屬）持續做出有利於處理醫療問題的行為。在醫療處置過程中，於不同的階段會著重患者不同的自我照顧行為，而此技巧可有所幫助。

基於行為增強的原則，「贊同與肯定」的效果來自行為與增強物之間一致明確的連結，因此醫療人員在回應時除了注意口語內容予以肯定，也需留意表情態度及肢體語言是否一致地傳遞了接納與肯定；此外，醫療人員也需明確具體指出被鼓勵的有利行為是什麼，避免提供籠統的稱讚，後者雖能給予對方鼓勵，卻往往無益學習區辨自身有利及不利的行為為何。

「贊同與肯定」對醫病互動有什麼幫助？

「贊同與肯定」運用於醫病溝通中的直接效果是促進患者（或家屬）的溝通意願，以及提升患者（或家屬）自我照顧的動機與自信心。這兩方面的效果對於臨床問題處理可帶來一些實際的益處。

患者（或家屬）的溝通意願提升後，最直接的影響就是與醫療人員溝通討論醫療處置的主動性會增加，這將節省醫療人員蒐集資料的時間與力氣，可較有效率地掌握患者（或家屬）的想法及疑慮，給予最適切的建議

及說明。另一方面，當患者（或家屬）自我照顧的動機與自信心提升，將促使其主動積極投入自我照顧，這也將提升醫療處置的效益。

「贊同與肯定」該怎麼做？

　　「贊同與肯定」技巧是醫療人員透過正向鼓勵的態度，明確針對患者（或家屬）「有利於自我照顧或醫療問題處理」的表現給予增強。依據上述定義，實際執行有以下重點說明：

1 態度需正向鼓勵

　　本章在介紹第一個技巧「專注與傾聽」時曾提及溝通是由口語及非口語的表達構成，而其中語言表達過程所採用的語調、說話速度、表情、肢體語言等，有時具有更大的影響力，因此當我們嘗試對患者（或家屬）的行為傳達贊同與肯定，需留心非口語行為與態度是否也一致地傳達了接納、正向鼓勵的態度。

2 回饋需明確具體

　　因為這個技巧著重對特定行為的增強，而非整體但籠統地傳達肯定，因此醫療人員需仔細思考患者（或家屬）所表現的具體有利行為是什麼。這裡「行為」是廣泛地指稱患者（或家屬）所呈現的有關於自我照顧或醫療問題處理的動機、想法、行動等各方面的表現。可能是表現出改善疾病與健康狀況的主動意願（例如，關心、著急、憂慮等態度）、形成該如何照顧自己或生病家人的看法（儘管實際的作法可能不一定是最好的），或者展現正確有效的自我照顧行為（例如，每天量血壓、規律作息、固定運動等）。

　　臨床上可進行「贊同與肯定」的情境散見於各種溝通情境中。舉例來說，在我們的文化裡，某些較順從的患者在面對醫師時，常常因為對醫師帶有某種敬畏之感，或因為擔心自己問出不適切的問題、耽誤了診療時間而對提問有所猶豫。這類情境便可透過「贊同與肯定」技巧來促進溝通。設想具體的情境如下：一位失眠患者，擔心服用安眠藥後會有夢遊或記憶力退化的問題，在幾經掙扎後對醫師提出內心的疑慮。這時醫師首先需要區分患者行為表現中，有利與不利的部分。患者本身欠缺醫藥專業知識，對於藥物可能副作用僅有部分了解，在這種一知半解的情形下，若自行調整藥物的使用方式，未直接與醫師溝通討論，那麼可能使醫病雙方都需付出額外的時間成本與心力，才能發現問題所在。相反的，患者儘管猶豫，若仍舊能提出疑慮與醫師討論，雙方便有機會進行澄清與修正。在這個例子中，有利的行為是患者的「主動提問」以及「對藥物的正確認識」；不利行為是，「在不確定之下自行猜想、調整」以及「對藥物的不正確認識」。

　　區分有利及不利的部分之後，實際的回應需掌握具體原則。讀者可對比以下兩種對「主動提問」行為的回應：

回應一：「很多人在面對這樣的狀況，都會有這種想法。你願意跟我
　　　　　說你的擔心，對我們的溝通很有幫助。」
回應二：「你這樣很好。」

兩種回應雖然都給予患者肯定，但回應一具體指出了患者的有利行為（願意說出自己的擔心）為何，以及這樣的行為對於醫療問題處理的益處（對溝通很有幫助），如此回應除了使患者感覺被肯定，更能幫助他了解什麼

樣的行為是對醫療問題處理有益、值得維持的，如此較有助於這類行為後續發生的機會。

3 增強需投其所好

增強的給予是溝通中的潤滑劑，通常是透過口頭鼓勵的方式。鼓勵的內容需考量患者（或家屬）的動機。與其動機一致的增強較能達到效果，例如，患者（或家屬）通常關切自己（或生病的家人）身體健康的恢復，此時以「你的主動對於我們處理你的病（或者你家人的疾病）是很重要的」這類形式的回應給予增強通常會有比較好的效果。另外，也可考慮患者（或家屬）的年齡、背景、特質，選擇增強類別。

「贊同與肯定」的可能問題

■ 問題一：在自我照顧上，對方做的還是不夠好，稱讚會不會讓他們就這樣滿足、不再多努力了？

建議：相信患者自我照顧的動機；具體化被讚許的行為內涵。

醫病互動中，患者（或家屬）與醫療人員各自帶著不同的立場投入此關係中。在患者（或家屬）部分，由於他們直接承受了健康及疾病問題所帶來的痛苦及壓力，可推想他們應該都具備了恢復健康的內在動機；換句話說，在大部分的情況裡，醫療人員並不需要太過擔憂患者（或家屬）完全缺乏為恢復健康付出努力的意願。其中的關鍵是如何引導這份動機，使其發揮在真正有益於醫療問題處理的方向上。

有些時候，我們之所以擔心所給予的贊同與肯定，未能對患者（或家屬）的行為達到適當的增強效果，可能是來自於「行為」與「增強物（即

贊同與肯定）」之間的連結未被清楚傳遞或接收。此時醫療人員首先應反思，是否我們的回應中對於想要增強的「有利行為」界定得不夠明確；另一方面，也可協助患者（或家屬）區分「有利行為」與「不利行為」。前者通常是患者（或家屬）已經做到的，後者則是還需要改進的。明確地指出並增強前者，使其能夠重複出現；同時也鼓勵修正後者。

■ 問題二：若找不到可增強的行為怎麼辦？

建議：省思自身觀點，練習看到他人微小但重要的努力。

我們曾經提醒在給予肯定時，應該要盡量針對具體明確的行為，但有時並不容易做到。之所以會給出較為籠統的肯定，一種可能是我們雖有心鼓勵對方，但卻一下子無法找到適合增強的行為，尤其對於某些比較被動、在自我照顧上有許多阻礙的患者，有時甚至覺得他什麼都沒做到，該如何增強？

看到他人正面、值得肯定的地方，對每個人來說都需要練習，這背後也許牽涉到我們對於自己、對於專業，以及對各種事物的期待與要求。當我們是重視完美、習慣自我批評的人，也常常比較難從事物中看到正面的部分；容易將他人好的作為視為僅是「符合基本要求、理所當然」。這種要求嚴格的態度容易讓我們過度放大自己以及他人的不足，而使彼此總是感覺挫敗，長遠來說並不見得有益。換句話說，當我們能夠找到患者（或家屬）值得鼓勵的部分給予肯定，也要給自己鼓鼓掌；相對的，當意識到自己非常不容易做到時，也可以將此視為一個自我反思的機會。問問自己，患者（或家屬）已經做了什麼？有沒有哪些部分被我視為理所當然？即使他們沒能完整表現出我們所期待的良好行動及效果（例如，規律運動使體重減輕），但在具體的行動發生之前，是否他們也有某些朝著這些方

向努力的動機或嘗試（例如，與家人討論、訂定計畫）？區分這些細緻的部分，能使我們看待有益行爲的觀點變得更廣泛，而更有機會發覺、感受到患者（或家屬）值得肯定的部分。要提醒自己，至少他有來看醫生了！

　　本章介紹了六種醫病互動的同理心基本技巧。細心的讀者應可發現，六種技巧的定義及操作方式看似截然不同，但背後的原則與目的都指向促成醫療人員與患者（或家屬）雙方達成有效的訊息交流。例如，促使醫療人員確實了解患者（或家屬）的經驗，有關的技巧包含「專注與傾聽」透過調整姿勢與態度爲醫病溝通營造安全接納氣氛，提升溝通動機；「重述」透過簡潔的語句摘要確認患者（或家屬）的口語表達，減少醫療人員先入爲主的判斷偏誤；「開放式問句與探究」逐步聚焦，協助釐清患者（或家屬）的需求；「情感反映」著重情緒感受的承接理解，幫助醫療人員深入體會患者（或家屬）之經驗內涵。另外，「有效的醫療訊息傳遞」以及「贊同與肯定」兩個技巧，則是分別考量患者（或家屬）的溝通習慣以及動機，依循特定原則提供醫療訊息，以提升患者（或家屬）遵循醫囑的可能性。再次提醒，醫療人員除了需要反覆於實務經驗中練習操作這些技巧，更應掌握各項技巧背後的原理，掌握時機、彈性運用，方能發揮最大效果。

第四章

心法三：你看得到自己的同理心嗎？

同理心層次與辨識

　　本書在說明同理心定義的時候，特別強調了同理他人是一邊試著盡可能掌握對方的感受、情緒、想法，但又同時知道自己的理解不完全等於對方的經驗，然後逐漸使我們的理解接近對方的經驗。

　　清楚評估自己已經做到哪裡——也就是能辨識自己所展現出來的同理心回應已做到的層次深度，是助人者逐步接近患者真實經驗的重要能力。

　　要能在互動當下跳出來，從一個旁觀者的位置看到互動的表現，這牽涉到認知心理學上的監控認知（metacognition）能力。依據鄭昭明（1993）的說明，監控認知是一種我們對自己認知表現的監測與控制。在同理心的運用上，監控認知幫助我們觀察自己接收了對方所釋放的哪些訊息、形成什麼樣的判斷、給予對方什麼回應（此即監測），對照溝通的目標，這些表現又可以如何調整（此即控制）。

　　本章的主題「同理心的層次與辨識」，將複雜的同理心互動大致區分為五個層次，希望提供給讀者，作為監控自己同理心回應行為時的判斷參考。這五個層次是權衡之下的劃分方式，每一個涉及同理心的溝通都是複雜且獨特的，有時並不易被明確歸類至特定層次，然而這樣的劃分對於尚不熟悉運用同理心的初學者來說，有其實務上的參考價值。因此，在介紹

這幾個層次之前，提醒讀者注意在實務中做此層次劃分的同時，不應忽略以溝通雙方的經驗爲本，時時仔細觀察、思考與調整。

同理心要點回顧

同理心包含以下幾個要點：

1. 以對方的立場正確地理解對方的內在架構（情緒、想法、經驗感受）。

2. 同時清楚知道自己的理解不完全等於對方的經驗。

3. 把自己的這份理解透過言語表達傳達給對方。

4. 確認對方有接收到這份理解。

同理心交談的五個層次

依據Carkhuff（1969）的研究，同理心的交談可依我們的回應所反映對方內在經驗的深入程度劃分爲五個層次：忽視、否認；部分理解；完全理解；了解心聲；了解深層經驗（圖4.1）。同理心交談應視情況決定層次深度，不一定需要做到最深，也不是越深越好。但很確定的是，避免層次零與一，基本上要做到層次二，若做得到且合適的話，可做到層次三或四。以下對同理心交談各個層次的描述與界定，讀者不妨先行閱讀，對各個層次的差異有初步的掌握，再配合本章所提供的案例做進一步思考。

層次零：忽視、否認

對談中，醫療人員的回應顯示其並未接收患者（或家屬）言語及行爲

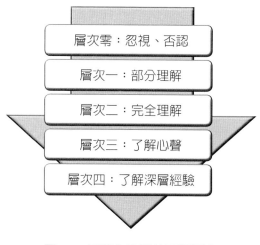

圖4.1　同理心交談的五個層次

的內容，或者無法了解其明顯傳達的感受與經驗，呈現忽視的態度，甚至否認患者（或家屬）所表達的部分感受經驗。

層次一：部分理解

對談中，醫療人員的回應透露出其大致接收並了解患者（或家屬）的表達內容，但對於部分的內容還是有所忽略，也可能並未理解患者（或家屬）整體的情緒經驗與脈絡，對患者（或家屬）的表達雖有回應，但不完整。

層次二：完全理解

對談中，醫療人員的回應顯示其可完整掌握患者（或家屬）的表達，尤其對他們所傳達的情緒經驗能有掌握，並精準透過回應傳達此理解。但針對患者（或家屬）未直接表達的、隱藏在溝通意圖之外的情緒或感受，則未有掌握。

層次三：了解心聲

對談中，醫療人員的回應顯示其除了能精準回應患者（或家屬）直接表達出來的內容，對於未直接表達的情緒或經驗，也能夠有所掌握與回應。

層次四：了解深層經驗

對談中，醫療人員一方面體察患者（或家屬）自身有所意識的情緒或經驗（不論是否直接表達出來）給予適當回應，更對於患者（或家屬）在表達當下沒有清楚意識到的部分有所掌握，並透過回應幫助對方覺察。

以下透過一個臨床案例，一起來看看不同層次的同理心回應：

36歲的彩玉，肝癌，骨轉移，住院中。深夜裡，彩玉在病床上發出陣陣哀嚎，即使她已移到走廊底端的病房，仍然連樓上樓下的病房，全都聽得一清二楚。從白天到夜晚，彩玉持續叫出疼痛中的折磨，且干擾到其他病人，病房團隊在照護上的壓力倍增。彩玉自生病以來，先生心疼不捨，百般照顧，後來兩人常一言不合就脾氣上來，要不是吵架，就是互不講話，關係越來越緊繃、遠離。彩玉的日夜哀嚎經評估並無譫妄或其他器質性因素，疼痛的生理處置也適切，但在照護中，彩玉曾經這麼說……

「他（指先生）就是這樣老是搞不清楚，弄那一大堆東西給我幹嘛，我看到就氣，他難道不知道我痛到根本沒辦法吃、也不想吃嗎？！我想跟他講重要的事情，他只會叫我不要亂想，一直要我多吃一點，把身體養好。他還能撐多久？公司、醫院、家裡、孩子學校跟安親班，跑來跑去，叫他不要再自己燉東西，也不要浪費錢買那些沒用的補品，就是講不

聽。」

　　「那天我想跟他說，如果我走了，可以再娶，不要顧慮我怎麼想，不然他一個人哪扛得了那麼多事，而且不只這樣，我想告訴他，如果遇到好對象，不要拒絕，我希望他能擁有幸福。結果，我才講前面一句，他就跟我大聲，說『我都做到這樣了，是要聽你講這些有的沒的嗎！』然後就把筷子往桌上用力一摔，坐在沙發上很氣地看著我，唸我難伺候，到底還要他怎樣，好像我不知好歹、不知感恩。是嗎？是這樣嗎？他知不知道當我要說這些，心裡有多難受，哪個太太會想要這樣！」

　　彩玉邊講邊哽咽起來，眼眶泛淚，掛念與生氣中帶著委屈與受傷。原來在她疼痛的哀嚎裡，有著層層的意涵。

　　在思考「如何回應」以前，請記得先緩下來還原一下病房裡彩玉和先生的互動場景，從彩玉的角度感同她的「內在經驗」，不受限於她講出來的話、表達出來的情緒，也要包括未被言明與覺察的部分，例如事情的發展脈絡、個人的信念與邏輯、需求與期待、複雜甚至矛盾的情緒，如此才有可能趨近彩玉的完整經驗，幫助她全然自我覺察，並切中與解決問題。彩玉的例子有以下重點：先生奔波勞累，執意不改，她不只心疼不捨，也心急、生氣；她希望她走後，先生能安心擁有下一個幸福，但先生根本連一句都不想聽；身為太太感到遺憾、矛盾、無奈，先生的不了解更讓她無力、心痛。

　　在這分析中，我們暫不考慮先生方面的困難與他們夫妻之間的溝通問題，而鎖定在對彩玉的同理。通常當事人在獲得正確深刻的同理後，會進而較能同理他人與改善溝通。以下舉例幾個給彩玉的回應，分別呈現不同層次的同理心。

回應一

「也難怪妳先生啦，一般人如果聽到另一半叫他（她）再娶或再嫁，幾乎都會說她（他）亂講，叫她（他）不要亂想。」「他只是想盡心盡力照顧你，能做的就盡量做，希望妳多一點日子在他身邊，妳就多少吃一點，謝謝他，別怪他。」

回應中首先提到「也難怪妳先生啦」，一開始就放錯對象，要同理的對象是彩玉，卻在幫先生做解釋，這或許是想用來幫助彩玉諒解先生的固執，緩和彩玉的情緒，但並不符合同理心要點「以對方的立場正確地理解對方的內在架構（情緒、想法、經驗感受）」。

接著說「一般人如果聽到另一半叫他（她）再娶或再嫁，幾乎都會說她（他）亂講，叫她（他）不要亂想。」這看來是想以一般人的表現來支持先生的言行有理，向彩玉傳達「這是很自然的反應，沒什麼，別放在心上」，試圖說服她，而未從彩玉的立場理解彩玉的感受、情緒、想法。且若依回應之意「別放在心上」，那就表示彩玉沒必要談，則更是忽視、否認彩玉的掛念以及想和先生溝通的目標。

再接著，回應中這樣說「他只是想盡心盡力照顧你，能做的就盡量做，希望妳多一點日子在他身邊，妳就多少吃一點，謝謝他，別怪他。」這依舊是為先生做解釋，著重先生的期待，未理解彩玉的感受、情緒、想法，也未考量彩玉的病情與身體狀況是否適合食用先生所預備的各種食物。回應中甚至建議彩玉「妳就多少吃一點，謝謝他，別怪他。」勉強彩玉做她不想做、做不來、非其心意的事，否定彩玉原先的反應，指示彩玉做調整以體諒、配合、滿足先生。

綜合上述，這個回應的出發點或許是認爲這對彩玉和她的先生都好，於是爲先生做解釋，勸彩玉做調整，但卻忽視彩玉的立場與表達，否定彩玉的反應與目標，因此屬於「層次零：忽視、否認」。此層次的回應，可能讓彩玉覺得不被了解與接納，阻礙與彩玉建立關係，無法有更深入的對話。

回應二

「妳希望他不要太累，怕他這樣蠟燭多頭燒，怎麼受得了。但他就是講不聽，還怪妳。」

回應中提到彩玉怕先生勞累但先生不聽勸，還怪彩玉（怕他這樣蠟燭多頭燒，怎麼受得了；他講不聽，還怪妳），這只涵蓋彩玉一部分的表達；至於先生不聽勸、不溝通，勉強彩玉吃東西，彩玉掛心先生未來的幸福但沒機會說，都未提到。此外，這回應只做到表層描述，對於彩玉內心的挫折、無奈、生氣、厭煩、著急、掛念，並未提及。綜合之下，此回應有接收與接納彩玉的表達，但只涵蓋一部分內容，且未掌握彩玉的感受、情緒、想法，因此屬於「層次一：部分理解」。此層次回應的是部分內容，可能因涵蓋不完整，或因回應者的個人關注與立場，有意或無意地選擇特定內容做回應，而使溝通的方向未能掌握重點，或是走偏、變窄。此層次也未完整理解情緒經驗與脈絡發展，對於促進彩玉整體的自我覺察，難有助益。

回應三

「他這樣奔波勞累，你很擔心、捨不得，但他執意要做，你氣他不聽

勸。而真正重要的事情你想好好跟他說，他不但不聽，還生氣、兇你，讓你覺得委屈。」

此回應在事件內容與整體經驗上大致都完整涵蓋了，提及彩玉看到先生奔波勞累，不只心疼不捨，也心急、生氣；想跟先生說希望她走後，先生能安心擁有幸福，但先生一句都不聽，還怒斥她難伺候，她感到很委屈，因此屬於「層次二：完全理解」。這樣的回應完整摘述彩玉對事件經過的描述，以及她所表達的情緒、想法、整體感受，清楚反映出回應者的專注聆聽與全然理解。此層次的回應可幫助彩玉完整回顧與確認她的表達，提高彩玉的溝通意願，並有助於建立更深的關係，讓彩玉在進一步自我覺察與探索時更能開放與信任。但此層次並未掌握到彩玉未直接說出的細膩想法、心意原委、隱微情緒。

回應四

「妳叫他不要做這麼多，不是說他做得不好、不對，而是心疼他太累，而且這不是目前妳身體適合的，也不是現在你們最需要的，妳多麼希望他了解妳的意思，但他卻不懂、也不聽勸，妳心裡又氣又急。而真正重要的事情，妳卻沒機會講清楚，妳多麼希望他面對妳日子不多的事實，想讓他知道妳希望他幸福，妳想告訴他，如果未來他遇到他愛且愛他的人，那就是妳希望他擁有的幸福，是妳的心願，希望他安心接受。結果妳沒講完、他沒聽完，不但他覺得他的用心妳沒看見，他失望、生氣，妳覺得被他誤會，受傷、委屈。這不是妳想要的，妳好難過，妳多麼希望他懂……。」

　　此回應不只完整掌握彩玉的表達，亦即已達到層次二，還進一步回應彩玉未直接說出的三個部分，包括細膩想法、心意原委、隱微情緒，因此屬於「層次三：了解心聲」。以下分析這三個部分：1.細膩想法：彩玉不是批評、否定先生幫她準備各種吃的、補的，而是心疼他太累，而且這不是目前她身體適合的，也不是現在他們兩人最需要的。2.心意原委：彩玉希望先生面對她日子不多的事實；彩玉想告訴先生，如果未來他遇到他愛且愛他的人，那正是她希望他擁有的幸福，希望他安心接受。3.隱微情緒：先生不懂、也不聽勸，真正重要的事情，彩玉卻沒機會講清楚，她心裡又氣又急；先生覺得彩玉沒看見他的用心，失望、生氣，彩玉覺得被先生誤會，這些都讓她好難過。

　　此層次的回應有助於彩玉覺察她的細膩想法，並意識到她未向先生完整說出這些想法；注意到她期待先生面對她日子不多的事實，並想傳遞她希望他擁有幸福的心意，但先生的準備度如何卻似乎被跳過了；也注意到對於與先生的溝通不成，彩玉不只生氣與心急，更因為兩人彼此誤會而受傷、難過。

　　附帶一提，在這個回應例子裡，回應的層面多且量大，在實務中，可能一次回應完，也可能分成幾個段落，中間穿插確認彩玉是否接收到這份理解，以及此理解是否接近彩玉的經驗。過程中，彩玉也可能主動回應，雙方適切互動，逐步展開同理的歷程，並融入與結合整體的診療。這正反映出實務現場的千變萬化遠超過書本理論與案例所能涵蓋之現象，回應者更需在當下敏銳覺察、靈活應變。

回應五

　　「妳想告訴他，妳走後，如果未來他遇到他愛且愛他的人，那就是

妳希望他擁有的幸福，是妳的心願，希望他安心接受。但其實講這些妳心裡很椎心矛盾，這是妳的先生、妳的家庭，即使是今天這種狀況（所剩日子不多），你仍多麼不願意送給別人，多麼希望永遠陪在先生身邊的是自己，而不是別人。妳很煎熬，一面覺得不該獨占，一面又多麼想獨自擁有；一面想鼓勵先生從別人身上再擁有幸福，一面心痛吶喊我不要。妳心裡好痛、好不甘心！」

　　此回應點出彩玉可能無法或不敢細想的內容，她既說「我想告訴他，如果遇到好對象，不要拒絕，我希望他能擁有幸福」，又說「他知不知道當我要說這些，心裡有多難受，哪個太太會想要這樣！」這其中的「哪個太太會想要這樣！」指的是什麼，彩玉並未說出來，也可能根本未覺察。此回應嘗試了解這個部分，並據此引發彩玉對深層經驗的覺察，因此屬於「層次四：了解深層經驗」。但由於此層次不是以彩玉的明確表達為依據，而是綜合彩玉的整體表現以及回應者的專業知識與實務經驗做出假設，因此在回應時必須一邊字句謹慎地說出，一邊保持細膩觀察與確認，並做調整。同時，自始就要界定清楚做此回應是要理解什麼、目的為何、可解決什麼問題。同理心不只是為了建立關係、促進溝通，在實務上，它更是為了了解現象、解決問題。以彩玉為例，基於推測此層次的回應有助她清楚覺察難以面對的矛盾，接受與解開這個困境，突破與先生的溝通困難，釋放她的層層疼痛，因此進行嘗試。但由於此回應所觸及的深層經驗可能會引發彩玉內疚，擔心被認為自私、嫉妒，感到羞愧、受傷，因此需要相當謹慎與細膩。

辨識同理心交談的層次：練習

以下以醫師為例，舉幾個醫病互動的模擬對話情境，協助讀者練習判斷整體的同理心交談層次。建議在閱讀這些情境及對話時，可將重點放在醫師「如何」回應患者的情緒及經驗（包含醫師是否回應了患者的擔心、醫師是否理解患者真正的情緒與經驗、醫師關心什麼、患者的感覺是什麼等等），而非對患者的診斷與醫療處置。

在這些對話腳本中，讀者也許會注意到對話中的醫師在問題解決方式及臨床問題處理上仍有改進空間，但請注意這是練習同理心交談層次辨識用的模擬案例，臨床問題判斷並非目前這個段落的練習重點。在這個段落，請將注意力放在「熟悉同理心交談的層次」，這將有助於日後在自己的醫病互動或人際互動中，能較快覺察自己表達的效果，而能較合適地調整與修正。

辨識同理心交談層次練習一

藥物副作用

55歲患者黃小姐，過去很健康、不曾失眠。最近被診斷出高血壓，回門診追蹤服用高血壓藥物的情形。過去幾週黃小姐服藥後，出現睡眠問題，由於是服用高血壓藥物之後才出現的問題，因此形成藥物導致睡眠問題的猜想（想法），也擔心（情緒）繼續服用此藥物對身體有不好的影響（想法）。

【林醫師與黃小姐的對話一】

醫師1：「回去有固定吃藥嗎？」

患者1：「有！有！有！我都有固定吃。」

醫師2：「好，那血壓控制的情形怎麼樣？」（醫師一邊為患者量血壓）

患者2：「我不曉得控制得怎麼樣耶……」

醫師3：「這樣子喔！嗯……這次量是130/94，所以這種情況下還是要繼續吃藥比較好喲！」

患者3：「有啦……我都有吃啦！不過醫師，我發現我開始吃這個藥之後喔，有時候會睡不著耶！」

醫師4：「嗯……睡不著啊？一般都是太緊張的關係啦！」（醫師一邊說一邊繼續看著電腦螢幕打病歷）

患者4：「（患者皺眉表情疑惑，音量提高）我沒有緊張啊？我、我一向沒有什麼壓力耶！」

醫師5：「有時候壓力是你不會察覺到的，或者是說，年紀大啊、很多因素都會這樣子啦！所以重點還是不要讓自己太緊張，好不好？」

患者4：「（態度變得比較急切一些）可是我真的沒什麼壓力啊，我印象中就是我從開始吃這個藥以後，才有時候會睡不著耶！」

醫師：「嗯嗯。」（醫師一邊應聲，一邊繼續看著電腦螢幕打病歷）

在這段對話中，林醫師的回應顯現出他對患者黃小姐的情緒、想法有何種

層次的理解？請試著透過以下幾個問題進行一步一步的思考：

1. 林醫師如何回應黃小姐的表達？（包括語言、非語言）

2. 林醫師比較關注什麼？

3. 林醫師說：「一般都是太緊張造成的。」「有時壓力你不會覺察到……重點是讓自己不要太緊張。」黃小姐的感覺會是什麼？

　　對話的前半部是針對患者黃小姐服藥情形的確認（醫師1～醫師3），當黃小姐提出「吃藥之後開始睡不著」的觀察（患者3），黃小姐的情緒經驗可能是「對於睡不著的擔憂」，且關切此睡不著問題與服藥的關聯性（想法）。針對這個表達，林醫師首先判斷是「太緊張」所致（醫師4），並立即建議患者「要讓自己放鬆」（醫師5）。林醫師在針對黃小姐的疑慮與用藥經驗感受多做回應與澄清之前，便直接給予判斷及建議，黃小姐可能感覺她的擔憂與想法被忽視、否認（儘管醫療人員通常沒有這樣的意圖）；且她的疑惑也沒有得到適當的說明，因此除了可能對用藥持續感到擔憂，也不容易感覺獲得理解。從對話的最後（患者4）也可注意到，黃小姐重複圍繞相同問題（「可是我真的沒有什麼壓力啊」、「我從開始吃這個藥以後，才有時候會睡不著耶」），顯示她感覺自己所關切的部分未獲得適當回應，因此繼續表達，尋求關注與回應。也就是說，林醫師並未適當回應患者的情緒及經驗，若對照本章節所介紹的同理心交談層次，歸屬於「層次零：忽視、否認」。

【林醫師與黃小姐的對話二】

醫師1：「回去有固定吃藥嗎？」

患者1：「有！有！有！我都有固定吃。」

醫師2：「好，那血壓控制的情形怎麼樣？」（醫師一邊為患者量血壓）

患者2：「我不曉得控制得怎麼樣耶……」

醫師3：「這樣子喔！嗯……這次量是130/94，所以這種情況下還是要繼續吃藥比較好喔！」

患者3：「有啦……我都有吃啦！不過醫師，我發現我開始吃這個藥之後喔，有時候會睡不著耶。」

醫師4：「會睡不著是嗎？是怎麼樣、每天都發生嗎？」

患者4：「不是到每天，但現在有時候躺下去要比較久才能睡著。可是以前沒有吃藥的時候是不會這樣子，我還滿好睡的。」

醫師5：「那每次大概要花多少時間才能入睡？」

患者5：「差不多要躺半小時才睡得著。」

醫師6：「差不多半小時。嗯，所以你主要狀況是，目前是會有失眠，然後有幾天會這樣，不是每天。這一般大多是太緊張造成的。」（醫師說明時，抬頭注視患者）

患者6：「太緊張喔？」

醫師7：（醫師看著患者點點頭）「對，我覺得可以再觀察看看。藥繼續吃，這樣就可以了。」

患者7：「觀察喔？（患者表情有些遲疑）好啦！……那就是要繼續吃藥這樣嗎？」

醫師8：「對，要繼續吃藥。」（醫師繼續看著電腦螢幕打病歷）

患者8：「那……這個藥會不會影響睡眠啊？」

在同樣的腳本故事中，上面這段版本二的對話裡，林醫師採用的回應與先

前版本一稍有不同。在思考此回應所顯現的同理心交談層次時，同樣請參考以下幾個問題：

1. 林醫師如何回應黃小姐的表達？

2. 林醫師關注什麼？理解了黃小姐的情緒及經驗了嗎？

3. 針對林醫師的回應，黃小姐的感覺會是什麼？

在這個對話中，林醫師雖未直接回應黃小姐的情緒（擔心），但針對她的「睡不著」做了一些了解（「會睡不著是嗎？是怎麼樣、每天都發生嗎？」「那每次大概要花多少時間才能入睡？」）（醫師4、醫師5），並以重述的方式稍做回應（「差不多半小時。嗯，所以你主要狀況是，目前是會有失眠，然後有幾天會這樣，不是每天。」）（醫師6）；然而，並未直接傳達對黃小姐情緒的理解（例如，因考量藥物副作用的問題而有所擔心）。因此，林醫師的理解可能是不夠完整的，或者有充分理解但未將這份理解適當傳達給黃小姐。在這種情形下，黃小姐可能因為感覺自己對藥物副作用的疑慮未被適當接納與理解而持續擔憂。如同版本一的最後，我們同樣可注意到儘管林醫師做了部分的回應，黃小姐仍舊重複關切相同問題（「那就是要繼續吃藥？」「這個藥會不會影響睡眠啊？」）（患者7、患者8），顯示她尚未化解疑慮，未能充分信任醫師的醫囑。綜合以上，這個版本裡醫師的回應屬於同理心交談層次的「層次一：部分理解」。

【林醫師與黃小姐的對話三】

醫師1：「回去有固定吃藥嗎？」

患者1：「有！有！有！我都有固定吃。」

醫師2：「好，那血壓控制的情形怎麼樣？」（醫師一邊為患者量血壓）

患者2：「我不曉得控制得怎麼樣耶……」

醫師3：「這樣子喔！嗯……這次量是130/94，所以這種情況下還是要繼續吃藥比較好噢！」

患者3：「有啦……我都有吃啦！不過醫師，我發現我吃這個藥之後喔，有時候好像會睡不著耶！」

醫師4：「會不好睡是嗎？是怎麼樣的情況？」（醫師抬頭注視患者）

患者4：「就是說我吃這個藥之後，躺下去要比較久才能睡著。可是以前沒有吃藥的時候是不會這樣子，我還滿好睡的。」

醫師5：「這樣大概每個禮拜會有幾次？」

患者5：「不是到每天啦，不過每個禮拜大概有個兩三天這樣子。」

醫師6：「那比如說大概要花多少時間入睡？」

患者6：「差不多要躺半小時才睡得著。」

醫師7：「差不多半小時。嗯，所以你覺得吃藥之後，睡眠受影響，每個禮拜有兩三天，大概花個半小時才能入睡。」

患者7：「對啊，對對對。所以我就覺得怪怪的，以前我沒有吃藥的時候是不會這樣，我差不多開始吃藥之後，有時就真的會睡不著。」

醫師8：「所以是不是也會擔心說，這個失眠的狀況是藥物造成的情況？或者甚至擔心這個藥對你不太合適？」

患者8：「就是覺得說怪怪的，怎麼會這樣？自己也不是很懂啦！」

醫師9：「我覺得你提出這個問題也蠻好的，因為慢性病是這樣，吃

　　藥每個人有不同的感受，但是感受不一定跟藥有關，那我想
　　我們可以再討論和觀察看看，應該是沒有太大相關。或許我
　　們可以針對失眠也了解跟處理一下。」

　患者9：「喔喔，這樣我比較知道了，好啊！」

以上是同一案例的第三個版本對話，同樣請考量以下問題，思考這個版本
裡林醫師的回應是否在同理心交談層次上更進一步：

　　1.林醫師如何回應黃小姐的表達？

　　2.林醫師關注什麼？理解了黃小姐的情緒及經驗了嗎？

　　3.針對林醫師的回應，黃小姐的感覺會是什麼？

這個版本從回應的篇幅便可注意到，林醫師說的話明顯比前兩個版本多。
與版本二相同的部分是，林醫師同樣先對黃小姐的睡眠困擾做了一些澄
清（「會不好睡是嗎？是怎麼樣的情況？」「這樣大概每個禮拜會有幾
次？」「那比如說大概要花多少時間入睡？」「差不多半小時。嗯，所以
你覺得吃藥之後，睡眠受影響，每個禮拜有兩三天，大概花個半小時才能
入睡。」）（醫師4～醫師7）；不同的是，他更針對黃小姐可能的情緒
經驗直接給予回應（「所以是不是也會擔心說，這個失眠的狀況是藥物造
成的情況？或者甚至擔心這個藥對你不太合適？」）（醫師8）。這樣的
回應之後，黃小姐雖然對於自己的擔憂稍顯不好意思（「自己也不是很懂
啦！」），但在鼓勵與說明之下（「我覺得你提出這個問題也蠻好的，因
為慢性病是這樣，吃藥每個人有不同的感受，但是感受不一定跟藥有關，
那我想我們可以再討論和觀察看看，應該是沒有太大相關。或許我們可以
針對失眠也了解跟處理一下。」）（醫師9）變得較為安心、了解，也願

意配合醫師的建議（「喔喔，這樣我比較知道了，好啊！」）。這段對話中，醫師大致完整回應了黃小姐的情緒經驗與想法，因此屬於同理心交談層次的「層次二：完全理解」。

同理心運用在溝通互動中，除了講求對於溝通對象情緒及經驗的理解，也需將這份理解透過適當的方式傳達，使對方能夠感受到。這是建立信任融洽關係及促進溝通效能的關鍵。換句話說，在醫病互動中，我們需要注意的不只是自己懂不懂對方的感受，更需確認對方也知道或相信我們的懂。

患者是否感覺情緒及經驗被適當回應及理解，經常會反映在他們後續的回應內容。若感覺未被適當理解及回應，患者常會重複提出一樣的問題或說明，或者在情緒上漸漸激動、不悅；相反的，若感覺被適當理解或回應，則會進一步反思、提出有利於醫療人員了解或解決問題的訊息，也會表現出更信任的態度。

在這個【藥物副作用】案例的三個版本中，醫師都在最後針對後續睡眠問題的處置給予了些許建議，但差別是提供建議的時機與內容不同。一般而言，當醫師在理解及回應患者的情緒經驗之前，便直接給予判斷及建議，其出發點可能是考量「如何立即解決患者的情緒問題」，如此的用心並沒有錯，但由於情緒問題處理的特殊性，容易使這樣的努力無法發揮效果。面對情緒經驗，在提供理性的解決建議以前，往往需要先緩和情緒，讓對方從關注自身情緒而限縮思考彈性的狀態離開，而後給的建議才比較有機會被對方接收、發揮作用。因此，雖然案例中的林醫師給予的解決建議本身是正確的行為，但需要留意患者接收建議的心理狀態，是否處在感覺被理解、能適當而有彈性地接收資訊的狀態裡。而這樣的狀態，往往需

要透過對患者情緒經驗稍作理解與回應來促成。此外，醫師針對問題的回應內容是否能增加患者對問題的了解、解開疑慮，也會影響醫病互動與溝通。

辨識同理心交談層次練習二

乳房超音波檢查

　　48歲患者江小姐，近日於家中自我檢查發現右側乳房疑似有硬塊，前來求診。

　　經醫師初步問診及觸診，發現確實有一個腫塊。江小姐因為家中有乳癌病史，對於此次自己也出現可能的徵兆感到相當擔憂（情緒）。江小姐認為，如果真的是乳癌，盡早發現及治療，治癒的希望較大（想法）。因此強烈地表達希望醫師能夠立刻為自己安排相關檢查及必要的治療（行為）。

【陳醫師與江小姐對話一】

患者1：「醫生，你說剛剛有摸到腫塊的話，那我們今天是不是現在要做超音波檢查？」

醫師1：「確實要安排超音波檢查，不過按照目前醫院的檢查排程看起來，今天沒有辦法幫你排到檢查。我先幫你預約好嗎？」

患者2：「啊？可是我的狀況比較急吧？不能再等了吧？」（音調上揚，音量變大）

醫師2：「我知道你很擔心，可是醫院有醫院的規定，是要依登記到的時間做檢查。你不用那麼緊張，今天做跟好幾天以後做，

其實沒有差很多。」

患者3：「什麼叫做沒有差很多？醫院不是應該以服務病人為優先
　　　嗎？萬一我真的是乳癌怎麼辦？如果你還要我這樣回去等幾
　　　天再做檢查，萬一惡化了怎麼辦？萬一延誤治療怎麼辦？」
（說話速度越來越急促）

醫師3：「我可以理解你的擔心，可是醫院有醫院的規定，那你要這
　　　樣子堅持的話，我們就沒辦法照醫院的規定來。如果一定要
　　　今天幫你插進去做檢查，那醫院就對其他病人不公平了。」

患者4：「我不是這個意思！我不是這個意思！（音調變得很高、語
　　　氣相當急促）我的意思是說，我的狀況是比較急啊，萬一真
　　　的是乳癌，你這樣叫我回去再等，延誤治療的話，你們醫院
　　　賠得起嗎？」

　　上述這個案例腳本，讓我們從各個回應思考陳醫師對於患者情緒經驗
的回應程度。當江小姐提出了希望能夠盡快安排檢查的期望，陳醫師的第
一個回應（「確實要安排超音波檢查，不過按照目前醫院的檢查排程看起
來，今天沒有辦法幫你排到檢查。我先幫你預約好嗎？」）（醫師1），
掌握了江小姐對於安排檢查的希望，但並未直接回應她希望「立刻」安排
背後的急切感，有可能是陳醫師沒有覺察到江小姐的這個表達，或者覺察
到了但並沒有針對這個部分給予回應。從第二個回應（「我知道你很擔
心，可是醫院有醫院的規定，是要依登記到的時間做檢查。你不用那麼緊
張，今天做跟好幾天以後做，其實沒有差很多。」）（醫師2），可推測
陳醫師已察覺到江小姐的急切心情，但並未從回應中將這份理解以及接納
傳達給她。

　　讀到這裡，讀者可能會疑惑，陳醫師不是說了「我知道你很擔心」，這不就反映了他對於江小姐「擔心」情緒的了解嗎？如果沒有接收到那份擔心，醫師如何能夠說出「我知道你很擔心」這樣的話？在這裡需要更仔細地想一想「理解」與「接納」的意義。我們並不否定陳醫師確實注意到江小姐的擔心情緒，但進一步看看陳醫師的回應，您也許也注意到陳醫師採用的句型：「我知道……可是……」（醫師2），這樣的句型本身是呈現對句子後半部分概念的重視，而相對忽略前半部分。也就是，醫師的回應雖然顯示他知道江小姐的擔心，但是這樣的語句傳達形式卻透露了儘管知道，但因為醫院的規定而不得不犧牲對其擔憂情緒的接納與重視，因此可能使江小姐感覺情緒經驗不被理解。在這種心境下，陳醫師接下來提出「你不用那麼緊張，今天做跟好幾天以後做，其實沒有差很多」的說明也許是合乎事實的，卻可能讓江小姐感覺自己的擔憂情緒受到否定，而不利於雙方信任關係的建立。

　　當雙方關係逐漸緊繃，醫師情急之下在第三個回應中（「我可以理解你的擔心，可是醫院有醫院的規定，那你要這樣子堅持的話……就對其他病人不公平了。」）（醫師3），誤解了江小姐對擔心的表達。江小姐因為覺得被指控「想要為難醫院」而不安、激動起來（「我不是這個意思！我不是這個意思！」），並提出質問（「萬一真的是乳癌的話……延誤治療……你們醫院賠得起嗎？」）（患者4）。

　　綜合上述，這次的交談陳醫師雖然掌握了江小姐的「擔心」、「希望安排檢查」等表達，但未掌握其「急切」感受，因此在同理心的交談層次上僅能算是做到「層次一：部分理解」。

【陳醫師與江小姐對話二】

患者1：「醫生，你說剛剛有摸到腫塊的話，那我們今天是不是現在要做超音波檢查？」

醫師1：「確實要安排超音波檢查，我知道你現在很擔心，希望立刻做檢查。不過按照目前醫院的檢查排程看起來，今天沒有辦法幫你排到檢查。我先幫你預約好嗎？」

患者2：「可是、可是萬一我這真的是乳癌怎麼辦？還要再等才能做檢查的話，會不會惡化？會不會延誤治療？」

醫師2：「你擔心腫塊可能就是乳癌所以希望盡早檢查與治療，怕時間耽誤了，情況會越惡化，所以希望立刻安排檢查。不過，以我們的了解，這種情況延後幾天做檢查跟立刻做檢查，其實不會差太多，所以你可以放心。我們盡量安排在最快時段，早點做預約，早點檢查。」

患者3：「這樣啊……那最快可以什麼時候？」

這個版本的回應相較於前一個有什麼樣的不同？陳醫師的第一個回應（「確實要安排超音波檢查，我知道你現在很擔心，希望立刻做檢查。不過按照目前醫院的檢查排程看起來，今天沒有辦法幫你排到檢查。我先幫你預約好嗎？」）（醫師1）以及第二個回應（「你擔心腫塊可能就是乳癌所以希望盡早檢查與治療，怕時間耽誤了，情況會越惡化，所以希望立刻安排檢查」）（醫師2）都試著掌握並回應江小姐希望安排檢查的心情，也注意到她對自身狀況的擔心，以及由此衍生的對「立刻」安排檢查的期待，可說陳醫師的回應掌握了江小姐完整的情緒及經驗，在同理心的

交談層次上，可歸屬於「層次二：完全理解」。

　　進一步想想，這個版本的回應是否有機會符合「層次三：了解心聲」？從回應的內容看來，陳醫師除了完整回應江小姐的情緒經驗，並未針對江小姐其他可能的深層感受多做反映的嘗試，因此並未符合「層次三：了解心聲」的界定，但實際上在許多醫療情境並不一定需要做到層次三或更深的程度，便已經有利於建立關係。

辨識同理心交談層次練習三

> ### 病情告知
> 　　51歲李小姐的母親高齡80歲，近期診斷為癌症。李小姐考量到母親過去所受的教育不多，個性較為內向、單純、鮮少處理家中重大的決策事務，認為母親對於罹患癌症一事心情上可能難以承擔。並且，母親一向避諱談論死亡議題，因此若知道自己罹患癌症，可能會緊張、害怕，甚至失去求生意志。

【劉醫師與李小姐對話一】

　　家屬1：「醫師，我在想這次我媽媽的診斷結果，是不是可以先不要讓她老人家知道？」

　　醫師1：「嗯，妳的考量是什麼呢？」

　　家屬2：「就……其實我媽媽一直是一個很單純的家庭主婦，然後，就是也很依賴我爸爸這樣子，平常膽子就很小，好像也還蠻避諱這種事情。就像之前如果我們有一些親戚朋友也是碰到類似像這樣子的事情，她可能也都不太願意談。所以其實我

很擔心萬一她知道自己的這個狀況，可能會很緊張、很害怕。」

醫師2：「是，妳考慮到媽媽本身是比較單純、比較膽小的人，過去一些決定也比較依賴爸爸，擔心她如果知道病情，會比較緊張、比較害怕，所以希望先不要讓她知道她的病情？」

家屬3：「對，是是是。」

醫師3：「妳也擔心萬一媽媽知道了病情，會變得消沉，甚至失去求生意志？」（假設性的語氣，溫和地説）

家屬4：「對啊！我就是擔心這個，對啊！」

醫師4：「另外我在想……妳是不是有可能也擔心，萬一媽媽有這樣的反應出來，妳會有點不知所措、會不知道該怎麼樣回應媽媽的反應？」（假設性的語氣，溫和地説）

家屬5：「……你這樣一講好像也是……唉，我確實也不知道該怎麼辦，有點怕怕的。」（狀似意識到一些原本未覺察的深層想法與情緒）

　　本章最後這個腳本是關於末期患者家屬與醫療人員討論病情告知問題的過程所呈現出來的家屬情緒與經驗。劉醫師在第2個回應（「妳考慮到媽媽本身是比較單純、比較膽小的人……所以希望先不要讓她知道她的病情？」）即試圖針對李小姐的想法（考慮到媽媽單純、膽小、依賴）、情緒（擔心媽媽知道病情會緊張、害怕）以及行為（要求不要告知病情）傳達理解，準確完整地回應了李小姐的表達，因此已符合「層次二：完全理解」。

　　劉醫師在第3個回應中（「妳也擔心，萬一媽媽知道了病情，會變得

消沉，甚至失去求生意志？」），主動就自己的觀察，推測李小姐未直接表達的可能情緒及想法，嘗試回應。劉醫師指出李小姐對母親知道病情後的可能反應有所擔憂，此回應是否精準需由李小姐的回應來確認，但這個嘗試本身已使劉醫師的回應有機會提升至「層次三：了解心聲」。

在第4個回應（「另外我在想⋯⋯妳是不是有可能也擔心，萬一媽媽有這樣的反應出來，妳會有點不知所措、會不知道該怎麼樣回應媽媽的反應？」），劉醫師更細膩推測李小姐可能也有「對於自己不知如何處理媽媽反應的擔憂」，並以假設性的語氣將此推測小心回應給李小姐，指出了李小姐本身未意識到的可能經驗及情緒。此回應同樣需要尋求李小姐的回饋與確認，但回應本身也使這個交談有機會符合「層次四：了解深層經驗」。由對話的最後可觀察到，李小姐從劉醫師的這個回應，開啟了對自己內在經驗不同角度的觀察與更深的覺察。

透過以上三個臨床常見情境的模擬案例腳本練習，您是否對於同理心交談的層次區分更有體會了？這個章節的設計，除了希望幫助讀者了解同理心的展現並非全有全無的二分狀態，也希望強調同理心表達的重要性。區分同理心交談的層次，讓我們能夠從體會患者（或家屬）的表達，逐步累積對對方內在經驗的掌握；也能夠練習給對方越來越精準的回應，更從對方的立場正確地理解對方的內在架構。這些都能幫助我們於溝通中展現同理心，促進醫病關係的融洽與深化，並幫助患者（或家屬）自我覺察，進而為解決醫療問題做好準備。

****

分析看看，並小試身手

互動情境

一位胃癌手術後的中年男性說：「我最近食慾不好，以前可以吃一兩碗飯，現在最多只吃得下半碗。」

作業一：請為以下對話評分同理心層次	
角色	對話
患者1	我最近食慾不好，以前可以吃一兩碗飯，現在最多只吃得下半碗。
醫師1	有時候這樣沒關係，一般人也會有時候吃得多，有時候吃得少。
患者2	不過，我就是常常吃不下，吃不多。
醫師2	可能真的食量有變化，可以試試看少量多餐。
患者3	也是一樣啦，唉……
醫師3	或許可以把菜的味道加重一點，看會不會比較有胃口。你都配什麼菜吃飯？
	（討論菜色，但病人有一搭沒一搭）
患者4	唉！這樣也是勉強吃的……
同理心層次	□層次零：忽視、否認 □層次一：部分理解 □層次二：完全理解 □層次三：了解心聲 □層次四：了解深層經驗

作業二：請為以下對話評分同理心層次	
角色	**對話**
患者1	我最近食慾不好，以前可以吃一兩碗飯，現在最多只吃得下半碗。
醫師1	嗯，這樣食量真的有差喔，覺得有點煩惱、擔心。
患者2	對啊，本來以為開刀後就會比較好，結果連吃都吃不下。
醫師2	跟你想的不一樣，覺得怎麼會這樣呢……
患者3	對啊，如果有好起來，應該就會比較吃得下啊，而且這樣怎麼有體力復原？
醫師3	哦……所以，你覺得開刀後的食量代表治療有沒有成功，而且會影響復原的體力？
患者4	對！
醫師4	是哦，那我們來看看你是怎麼吃的。
患者5	好啊！
	（一起討論病人的飲食，並了解與處理其想法及情緒，病人很投入）
同理心層次	□層次零：忽視、否認 □層次一：部分理解 □層次二：完全理解 □層次三：了解心聲 □層次四：了解深層經驗

作業三：運用您的經驗與推想，試著寫出一個腳本，並自評同理心層次！	
角色	對話
患者1	我最近食慾不好，以前可以吃一兩碗飯，現在最多只吃得下半碗。
醫師1	
患者2	
醫師2	
患者3	
醫師3	
患者4	
醫師4	
同理心層次	□層次零：忽視、否認 □層次一：部分理解 □層次二：完全理解 □層次三：了解心聲 □層次四：了解深層經驗

第五章

心法四：怎麼將同理心放進溝通？

同理心溝通技術的綜合應用

　　建斌是位第二年住院醫師，有一次很感概地說：「有時我告訴患者不用擔心，他的症狀只要按時吃藥就能緩解，但是不知為何患者還是心慌慌，每次都要再問一堆有的沒的問題。」前面我們已經說明了基本的同理心態度與技巧、如何監控同理心溝通的層次，這章將從綜合應用的角度介紹如何將同理心實際運用於醫病溝通中。此運用分為兩個部分，第一個部分是「如何於醫病互動中給予同理反應」，第二個部分是「如何基於同理將溝通導向問題解決」。亦即，我們可以看看如果建斌能在醫病互動中給予患者同理，接著有了雙向溝通的互動，患者可能可以更清楚醫師的協助與自己的擔憂，找到解決困境的最好方法。以下就從這兩個部分談起。

第一部分：如何於醫病互動中給予同理反應

　　醫療人員要能對患者做出同理反應，可以有三個亮點行動（圖5.1）：「傾聽」、「傳達」及「核對」，且要在兩人互動中，不斷透過反覆的「傾聽」、「傳達」及「核對」，直到對方感受到醫療人員對他或她有適當的理解。

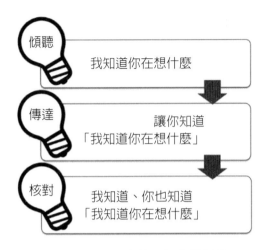

圖5.1　同理反應的三個亮點行動

　　「傾聽」，就是積極聽出話中之意，醫療人員專注用心地接收患者（或家屬）的表達，進而了解其內心的想法與感受；「傳達」就是清晰表達你理解對方的所思所感，即醫療人員透過語言及非語言形式表達對對方內心狀態的理解。但由於我們基於有限資訊所形成的理解，不容易馬上貼近對方的經驗，便需要透過「核對」來確認與修正，即醫療人員需要就教於個案，以確認自己是否逐漸適當地掌握了患者（或家屬）的內心狀態，是否能接近對方的經驗、了解對方在想什麼。此外，有核對的過程，會使患者（或家屬）感受醫療人員對他們需求與問題的掌握，進而對於後續的醫療問題解決產生信心以及配合的動機，這也是關係建立的重要時刻。

（一）傾聽以形成理解

　　每位患者都有不同的故事，人們透過談病說痛告知醫師他或她的需要，醫師如何打開與此對應的經驗，聽懂他們所說的就很重要。「傾聽」雖非特定技術，但對於他人的困擾我們亦不是打開耳朵就能聽懂，有時

「好好聽別人說」並不如表面上看來容易。面對陌生的患者（或家屬），在不熟悉對方溝通表達習慣時，想在短暫的醫病互動中快速掌握對方的內心狀態本就充滿挑戰；若遇到患者（或家屬）因病痛、心理壓力而顯現出急躁不耐、咄咄逼人的態度，醫療人員更是不易維持平靜客觀，難以聽出那些情緒性反應背後患者（或家屬）所傳達出的感受與需求。傾聽的亮點行動需透過醫療人員「維持自身的情緒平穩」和「觀察對方情緒」兩部分來實行。以下會說明理由，並用例子來呈現。

1　維持自身情緒平穩

當患者來門診時，除了身體的不適之外，心裡的不安與緊張可見一斑，在這類情況中，醫療人員首要之務是維持自己情緒的平穩。換句話說，在充滿情緒張力的醫療門診場景中，一來一往的互動下，我們仍舊希望能夠有效推動溝通以及解決問題，所以先由醫療端的穩定做起，是讓患者可以放心說出自己困擾的重要踏板。故醫療人員除了平日的情緒自我照顧，練習及準備一套當下能緩和自身情緒的做法是重要的。當我們注意到在溝通中自己的情緒有所起伏，可以問問自己「我聽到對方這麼說，第一時間的感受是什麼」、「我的這些感受是與對方的何種態度或表達有關」。這些問題可幫助我們自我檢視，並在自我檢視的過程中與自己的情緒拉出一段客觀的距離而降低思考能力受到的干擾。

譬如，從本書第二章開頭的醫病互動問題情境一場景，可推測如下：醫師看診期間都沒有休息，已從九點看診到下午一點，醫師應是疲憊、肩頸酸硬，心裡想再看兩位患者就可以結束門診，但沒想到這一號患者一進來臉色不太高興，就大聲抱怨已經等了三小時。醫師注意到自己有點惱怒，此時可以深呼吸，停一下感受一下自己的負面情緒，若能停留半

秒鐘不立即做反應，問問自己當下的情緒是什麼，有哪些想法飄過，可能會注意到自己第一時間也許感覺無奈、委屈，而後又隨即覺得煩躁、生氣，且這些感受背後都對應了自己的一些想法或念頭。

這看似瞬間發生的情緒反應，其實可能包含幾個轉折。一開始醫師的無奈可能來自「整個早上不停看診仍無法迅速紓解就醫人潮」此一工作現況。由於這並非是那位久候不耐的患者造成的困境，因此最初醫師可能只是對於現況感到無奈。但另一方面，醫師可能也認為「自己已盡力回應每位患者的需要並未有所懈怠疏忽，卻仍未被這位關切自身病痛與權益的患者體諒」，委屈感受油然而生。若互動當下，患者持續急於爭取維護自身權益，未能注意到醫師的壓力與委屈，咄咄逼人沒有退讓，醫師的煩躁感更被挑起，這樣可能會使雙方處在無法解決的溝通僵局，因更惡化了醫師的工作現況，而引發醫師煩躁生氣的感受。

先求諸自己的調整是最便捷的方式，醫師碰到看診時若出現煩躁或負面的情緒，可透過自我提問來觀察情緒。此法對於緩和情緒的功效並非在於我們必定能從中找到什麼方法扭轉衝突情境，而是在於「自我觀察」以及「自我提問」動作能帶領我們的注意力從深陷負面情緒感受，轉而投注於情緒的由來與情緒對我們的干擾。「注意力的轉移」本身便已能有效緩和我們被情緒淹沒的感受，同時觀看情緒的發生歷程，也使我們有機會找到解決衝突的溝通契機──也就是能真正專注於「聽懂對方的表達」。

2. 觀察對方情緒

接納與安住自己負面情緒的干擾之後，醫療人員傾聽的下一步是觀察對方的情緒。此部分同樣可透過一些自我提問來幫助觀察患者表達背後的經驗、感受以及需要，例如：

- 他想到什麼以致於那麼急躁不安？

- 是什麼讓他那麼生氣？

- 疾病帶給他什麼感受是我所沒有注意到的嗎？

- 他的言行舉止在傳達什麼？

- 只說了一半，沒說完的是什麼意思？

- 這些訊息提示的是什麼？

- 困惑的態度代表什麼意涵？

- 隱藏在這句話背後的是什麼意思？有什麼特別的感受？

讀者可以參考「關鍵事件引發情緒感受」的簡單公式（參見第三章同理心技巧）來著手整理由上述自我提問所蒐集到的資訊，試著區分患者的表達中包含什麼樣的關鍵事件（也就是發生了什麼事）；相對於這個事件患者有什麼樣的反應（產生了什麼情緒、想法、行為等）以及兩者的關聯為何，由此形成理解。例如：陳先生65歲，剛退休，被診斷高血壓半年，都規則服藥，但最近應酬多，吃得太油膩血壓控制稍稍不好，醫師調高了劑量，這次回診時他問醫師一個問題：「醫師為何我最近吃藥後暈暈的，藥會不會開太重？」醫師可以用上述問題為基礎，做開放式提問：

醫師：「你說頭會暈暈的，請多描述一下這事情的狀況。」（對患者
　　　關鍵問題的開放試探問）。

患者：「我擔心這次調藥後藥會不會太重，以至於低血壓造成頭
　　　暈，這情況讓我擔心一個禮拜了。」（患者已經說出他的關鍵
　　　事件與反應了）

醫師：「好的，我剛剛量過你的血壓在正常範圍，顯示血壓控制是好
　　　的，那讓我們看看是哪些可能因素導致頭暈症狀……」（醫師

進行貼近患者需求的問題解決）

一般人的行為反應及感受背後多半可追溯到原因。面對患者的情緒，我們可以問問自己「看到了對方情緒反應背後的原因了嗎？」。這個原因也許不是針對我們、不是為了讓我們的工作更加的為難，而可能是來自對方的經驗、感受，我們需要去思考「是什麼讓他有這樣的反應」。並且提醒我們自己，因為想要有效地解決醫療問題、給予患者適當的幫助，所以是「主動選擇」去探尋與考量這些背後的原因，就教於患者，使事情能更被理解。此外，溝通過程中，醫師一邊注意患者的表達，一邊試著回答這些問題的時候，很重要的是我們都有一種直觀的心力，「能聽到自己（醫師）當下對患者行為表現的直接感受」，也就是以「聽到自己內心的聲音」作為理解的起點，這樣的經驗是很棒的經驗，可多抓住自己的感受再探詢下去。

（二）傳達並核對理解

　　同理反應是積極傾聽後形成對對方內在經驗的理解，並傳達與核對此理解的動態過程。所以這個步驟是對患者的經驗形成理解後，帶著口語性的以及情感性非口語的表達，將理解的內容傳達給患者，並透過來回細緻地澄清、確認以與對方核對，逐漸修正並貼近到患者的當下經驗與感受。這些過程與行動是避免我們僅依據自身所認定的對方的內在狀態進行溝通，有時我們立即且自動化地認定可能不盡正確，或可能導致誤解以及不必要的衝突。此外，傳達理解還有一層益處，就是可使對方感受到我們的努力以及溝通的進展，這部分非常有利於提升患者投入溝通的動機。

　　傳達理解時，可靈活運用本書第三章的六種同理心基本技巧（即專注

與傾聽、重述、開放式問句與探究、情感反映、有效的醫療訊息傳遞、贊同與保證），並參考以下五種同理反應的經典原則：

原則一：回應關鍵事件與關鍵反應的內容及邏輯關聯，傳達回應時需注意要包含三個部分：1.關鍵事件為何；2.反應為何；3.關鍵事件與反應如何關聯。

原則二：掌握患者的經驗後，可以自身習慣的語言來調整表達形式。

原則三：除了回應對方直接表達的內容，也回應沒有說出來的言外之意，尤其是情緒感受。

原則四：針對較複雜的經驗，不先急著表達，可嘗試澄清、確認理解後再表達。

原則五：針對較複雜的情緒經驗（即包含不只一種情緒的經驗），需要平衡、完整地回應不同的情緒。

（三）案例應用

此段落以三個臨床互動案例，示範如何於醫病互動中給予患者（或家屬）同理反應。

案例一：血小板指數下降

　　患者：「醫師，這幾次的抽血檢查結果，血小板的指數好像一直下降，現在吃的那個藥是不是會有這個副作用？這會不會有什麼影響？」

參考「關鍵事件引發關鍵反應」的公式形成理解，可思考「這位患者

遇到了什麼事」以及「他的反應是什麼」。在這個案例中，患者所遭遇的事件是「血小板指數下降」，這讓患者「擔心藥物副作用或者負面影響，並主動詢問醫師有關問題」。前者應爲這位患者此情緒經驗中的關鍵事件，後者爲事件引發的反應，包含「擔心」情緒以及「主動詢問醫師」之行爲。

有了上述初步理解，運用基本的同理心技巧及同理反應原則傳達理解。「因爲……你覺得……」是最簡單回應句法，可套用以形成初步的回應內容。此例中可回應「因爲血小板指數下降，你覺得很擔心藥物是不是會有不好的影響？」。這個回應簡單地呈現了關鍵事件以及情緒反應的邏輯關聯（同理反應原則一）。此外，這個回應中也運用了兩個同理心基本技巧——重述（「血小板指數下降」）及情感反映（擔心藥物的影響）。此回應的直接效果是，使患者感受到醫師能夠了解他的問題及感受，也使患者站在客觀的位置看到自己情緒的由來。

案例二：感冒耽誤工作

患者：「我這次感冒眞的很嚴重，已經好幾天都咳到不能睡，這樣下去根本沒辦法好好做事。你能不能開些藥讓我趕快好起來，可以趕快回去工作？」

同樣參考「關鍵事件引發關鍵反應」的公式形成初步理解。這位患者的經驗可能是：因爲「感冒咳嗽失眠導致無法好好做事（關鍵事件）」而「感覺困擾（關鍵反應之中的感受），並請求醫師開藥讓他可以盡快回去工作（關鍵反應之中的行爲）」。依據同理反應原則一（回應關鍵事件與

關鍵反應的內容及邏輯關聯），可以關鍵事件、情緒反應的內容以及邏輯關聯構成基本的回應表達，例如，可回應「因為感冒影響睡眠使你不能好好做事，你覺得很困擾、希望我開藥幫你趕快把感冒處理好」。其次，可視會談脈絡及雙方口語表達的習慣，調整用字遣詞及語調，以個人真誠自然的方式傳達（同理反應原則二）。例如，上述的回應也可調整為「感冒影響了睡眠使你不能做事，這是讓你比較困擾的，所以你希望我開些藥物幫忙你盡快把感冒治好」。此外，這個回應中同樣也運用了重述以及情感反映兩個基本同理心技巧。

案例三：糖尿病阿嬤

> 患者：「我的老公退休金都拿去玩股票了，上個月還跟我拿我房子的地契，說要去抵押貸款，我辛苦與他生活快四十年，我都沒跟他求什麼享受的生活但至少還有一個房子能安身……到頭來為了套牢翻本，跟我吵鬧要地契，我活著還有什麼意思，血糖也不管了。……我想我乾脆跟我先生離婚，不照顧他了。」

在這個例子中，直接從患者的表達中可推想「我已經不計較先生退休金拿去玩股票，但如今唯一能僅守的是房子，但先生竟然為了股票套牢要翻本，跟我吵要房契」可能是關鍵事件，使這位患者「不想要控制血糖，以及打算與先生離婚」，此為關鍵反應。遵循前兩個案例的練習方式，可參考同理反應原則一及原則二形成初步的回應如「先生不顧家只管自己股票翻本，讓你非常生氣與難過，甚至不想控制自己的血糖，也想要跟先生離婚」。

但再仔細推敲，醫師可能也注意到雖然患者沒有直接說出來，但她

的表達背後似乎帶有委屈及憤怒的情緒感受，此時可參考同理反應原則三（除了回應對方直接表達的內容，也回應沒有說出來的言外之意，尤其是情緒感受）。因此這個例子中，除了上述的初步回應，傳達的理解也可包含我們觀察到但對方未必直接說出來的感受：「先生不顧家就算了，非但不感恩你的付出，還將你唯一覺得可以安住的家拿走，這讓你覺得憤怒又委屈，心灰意冷下才會想要不管自己的身體，也想乾脆跟先生離婚不想管他了。」加上這個部分的回應，可能使讓患者感覺醫師對他的傾聽是主動且投入的（才能夠掌握他沒有直接說出來的部分）。一方面有助於深化醫病關係，另一方面也可幫助患者覺察自己的情緒經驗，有助於後續醫療問題的探索與聚焦，像是醫師協助患者區分身體健康的維護與家庭困境的處理。上述回應，亦包含高層次同理與情感反映技巧的應用。

傳達理解後，從患者接續的回應可核對我們的理解是否適當，還能如何改進以形成新的理解、再嘗試傳達。

案例三：糖尿病阿嬤（續）

醫師：「先生不顧家就算了，非但不感恩你的付出，還將你唯一覺得可以安住的家拿走，這讓你覺得憤怒又委屈，心灰意冷下才會想要不管自己的身體，也想乾脆跟先生離婚，不想管他了。」

在醫師給予如上回應之後，患者可能繼續有以下的陳述：

患者：「沒錯，我是很想放棄他，我好氣！」「唉……我來自非常傳統的家庭，我所以盡量忍讓，只要我照顧好孩子以及家，錢夠用就好。過去我婆婆嫌我們家窮，所以我也不會跟他們要錢，我省吃儉用，房子也努力存錢才買到的，但是先生太

天真，天下哪裡有那麼好事，錢一次砸下去，以為一次就可以翻本？根本不可能……我是因為天天煩；天天想，所以也不想吃藥、控制飲食，也沒去運動。小孩因為都大了不在身邊，我不知道要跟誰說。醫師你看我怎麼辦才好……」

　　傳達初步的理解後，患者的回應（「沒錯，我是很想放棄他，我好氣！」）顯示醫師對患者的表達有大致正確的掌握，患者可能感覺被了解。此外，醫師對患者情緒的反映，也促使患者聚焦於情緒感受及經驗內涵的探索（「唉……我來自非常傳統的家庭，我所以盡量忍讓，只要我照顧好孩子以及家，錢夠用就好。過去我婆婆嫌我們家窮，所以我也不會跟他們要錢，我省吃儉用，房子也努力存錢才買到的，但是先生太天真，天下哪裡有那麼好的事，錢一次砸下去，以為一次就可以翻本？根本不可能……我是因為天天煩；天天想，所以也不想吃藥、控制飲食，也沒去運動。小孩因為都大了不在身邊，我不知道要跟誰說。醫師你看我怎麼辦才好……」）。這段陳述是患者順著醫師的初步理解進一步提供的訊息，包含許多新資訊，如傳統的家庭、自己的付出、先生無法體恤太太、只顧自己玩股票，似乎透露出這位患者抱怨的背後連結著關乎先生自己做主、傳統大男人不體恤女性、自我健康照顧等個人經驗與議題。此時依據同理反應原則四（針對較複雜的經驗，不先急著表達，可先嘗試澄清、確認理解後再表達），宜先行澄清後再做回應。

　　那麼該如何澄清呢？回想「傾聽」的原則，當患者陳述上面一大串複雜訊息時，醫師可自問第一時間的感受為何、對於患者的陳述是否有些疑惑，這些都是澄清方向的參考。在上述的例子中，醫師回想患者原來的談

話脈絡可能是「報復」，但不太能夠理解各個新的主題如何與報復有關，因此先以重述做簡單的摘要，之後針對此連結以開放式問句與探究澄清：「講到天天想、天天煩的感覺，主要是妳覺得先生太天真、不體恤，也讓你無能為力。妳想到的是不管他，也不管自己血糖了，那妳有沒有再想其他解決的方法？」

當還不能確定患者的表達時，以較謹慎保守的態度先做澄清是比較好的，可向對方傳達出「我很慎重地想了解你、希望有所澄清」，之後再帶到可能會有解決方法的觀點上，這些都將有利於同理心的整體表達，並促進良好醫病關係。

案例三：糖尿病阿嬤（續）

> 醫師：「講到不想管的感覺，讓你想到先生的無理要求，也想放棄自己的身體的血糖控制，不過在提到自己身體部分時，也讓你顯得有些猶豫。這部分妳可以多說一些嗎？」
>
> 患者：「唉……我也不知道。我只是想到，自己為家裡想，一輩子省吃儉用，雖然沒享受，但也知足，特別是醫師的照顧，身體也漸漸穩定，可是我不知道辛苦是為了什麼，唯一可以安慰的是孩子大了，都很孝順，我也不想讓他們擔心我……」

醫師的提問帶領患者反思剛才自己在表達的過程中，思緒如何連結「不管先生」與「不管自己血糖」等訊息。因為醫師主要是要照顧患者的血糖控制，因此醫師針對問題希望個案多一些反思的過程，這對於患者整理自己的經驗以及醫師更進一步了解患者都有很大的幫助。

在患者對於經驗有較多的陳述之後，醫師可試著整理目前的理解。

在此案例中，從患者的表達使醫師感受她「矛盾爲難的心情」。此外，由表達的內容進行整理，可發現此表達包含的不只是一個關鍵經驗：一方面「沒辦法忍耐先生所做的一切（關鍵事件1）」，使患者感覺「生氣、憤怒（關鍵反應1）」；另一方面「看到自己賭氣不控制血糖（關鍵事件2）」，患者又覺得「矛盾下身體若惡化也會讓孝順的孩子擔心（關鍵反應2）」。接著醫師可以嘗試傳達此理解，運用同理反應原則五（針對較複雜的情緒經驗，需要平衡、完整地回應不同的情緒）及情感反映技巧，回應「想到自己沒辦法解決先生無理的要求，內心感到氣憤；但是另一方面自己是對先生嘔氣，但也因此沒照顧到自己，可能讓孩子擔心，這讓你覺得很矛盾掙扎。」此時患者同意醫師的同理，也開始想先生的問題可以開家庭會議解決，自己不用犧牲自己的身體健康，照顧好自己，控制好血糖亦非常重要。

第二部分：如何基於同理將溝通導向問題解決

　　完成第一部分的練習後，相信讀者應可初步掌握如何在醫病互動中透過同理回應建立關係，並形成對患者適當的理解。即是醫療人員嘗試以同理的態度傾聽、形成理解、傳達與核對理解，使患者也能夠感覺自己的經驗被醫療人員理解。以此關係及理解爲基礎，可進行較有效率與效益的醫療問題解決。

　　經由對患者的積極傾聽、同理與核對理解後，清楚患者面臨的困境，就可朝向醫療問題解決的方向前進，有三個步驟是重要關鍵：

第一步　了解問題：以對患者關鍵經驗的理解爲脈絡，思考患者遭遇的醫
　　　　療處置問題爲何（有可能會伴隨其他非醫療問題）。

第二步 設定目標：思考患者就其關鍵經驗形成哪些醫療問題解決的目標設定；此目標與醫療人員從醫療專業角度形成的目標如何結合，形成共同目標（其他非醫療問題不一定要處理，但可幫助患者釐清，建議相關資源管道）。

第三步 討論因應：依據共同目標及醫療專業與患者討論可採用哪些具體因應以促成醫療問題較圓滿的解決。

　　以下以案例四介紹如何以同理回應所建立的關係與理解為基礎，進行各步驟的問題解決。閱讀案例的對話內容時，請注意仔細體會「醫師如何給予患者同理反應、建立關係」，以及「醫師如何逐步將溝通導向醫療問題解決」。

案例四：乳房超音波檢查

　　48歲患者江小姐，近日於家中自我檢查發現右側乳房疑似有硬塊，前來求診。經醫師初步問診及觸診，發現確實有一個腫塊。江小姐有乳癌家族病史，且母親當時發現較晚、治療效果不佳，因此她對於這個腫塊感到相當擔憂。江小姐認為如果真的是乳癌，應該要盡早檢查，否則將耽誤治療。

第一步：了解問題

　　以對患者關鍵經驗的理解為脈絡，思考患者遭遇的醫療處置問題為何。

案例四對話	解析
患者1：醫生，關於這個腫塊，今天可不可以幫我安排檢查？像那個乳房超音波？	
醫師1：對，確實有摸到腫塊，所以應該要安排檢查……那目前最快的時間應該是下禮拜二。	
患者2：下禮拜二啊？今天是禮拜三，那這樣要等將近一個禮拜的時間耶，有沒有可能往前？醫師可不可以幫我調看看？	
醫師2：嗯，因為是電腦排程，我們已經拉到最快的時間讓你來檢查。欸，我好像感覺到這一個禮拜的等待會讓你滿擔心的喔？	醫師傾聽患者的表達。運用同理反應原則四及情感反映、開放式問句與探究等技巧回應。
患者3：對啊，醫師你知道我的外婆跟媽媽都是乳癌過世的，那外婆發現得較早，我們可以有比較好的照顧，可是媽媽發現得比較晚，就來不及能夠多做些什麼。然後我又這樣子……	患者探索並表達自身經驗。傳達出經驗中的關鍵事件。
醫師3：所以你的擔心主要就是來自於家族病史，媽媽又是晚發現、然後進展又快速，所以會讓你覺得說這一個禮拜的等待會很擔心？	醫師運用同理反應原則一及重述、情感反映等技巧傳達理解。
患者4：是、是，所以我才想說醫師你可不可以幫我問問看。	從患者回應中核對理解。

　　案例四的上述對話是醫師透過同理來傳達對患者問題的了解。由逐句對話可注意到醫師試著給予患者同理反應：醫師傾聽患者的表達，注意到患者對於檢查時間的安排有所疑慮。順著這個疑慮，運用同理反應原則

四，先不急著表達，而是嘗試澄清、確認對其經驗的理解後再表達。此外，在技巧部分這位醫師也運用了情感反映技巧，顯現對患者「擔心」的關注，並以開放式問句與探究技巧，邀請患者對此擔心多做探索。順著醫師的探究，患者探索並表達自身經驗，此經驗包含兩個關鍵事件：乳癌家族病史及媽媽延誤治療；關鍵反應則包含相對應的擔心情緒以及請求醫師幫忙調整檢查時間的行為。接著醫師運用同理反應原則一，以及重述、情感反映等技巧給予回應。由患者的反應，醫師可核對對患者的理解。

藉由以上對話中的傾聽、傳達以及核對理解，醫師對醫療問題的理解便納入了對患者經驗脈絡的考量，即注意到患者所關注的家族病史及母親生病經驗，這些脈絡將影響患者對於乳房腫塊檢查與處置的目標。換言之，每位患者可能因其個人經驗的不同，對於「乳房疑似出現腫塊」有不同的感受與反應，此時，對於醫師依據一般醫療常規做出的處置建議，便可能有不同程度的認可。在此案例中，醫師因為考量了關鍵經驗脈絡（即做到「基於同理了解問題」），始有機會從患者的角度思考如何微調處置建議，以較有效地進行醫療問題解決。

第二步：設定目標

第二步包含思考患者就其關鍵經驗形成哪些醫療問題解決的目標設定；此目標與醫療人員從醫療專業角度形成的目標如何結合，以形成共同目標。在此案例中，醫師需先理解患者自身的目標設定如何受到關鍵經驗影響，思考其中哪些是適當的、哪些需要調整。在盡可能不與雙方原有目標衝突的方式下協助形成新目標。

案例四對話（續）	解析
醫師4-1：嗯，我感覺到你對於身體的狀況滿了解，而且很在意，我覺得這是一個好事情。尤其你有家族病史，在這個事情處理上我們會很謹慎。我想這方面我們的目標是一致的。	運用贊同與肯定技巧，明確具體指出有利行為，並對有利的行為透過給予口頭肯定予以增強。
醫師4-2：我感覺到從剛剛看診、檢查的過程中，你有一些緊張、擔心。這第一個，有時會造成你身體的不舒服，二方面會讓你在溝通、訊息取得上受到干擾。這部分我覺得可以留意一下。	運用有效的醫療訊息傳遞，依患者的個人經驗提供與醫療問題有關的進一步資訊，即指出「過度擔心」的負面影響。
醫師4-3：乳房腫塊方面，首先，大部分的人還是以良性腫瘤為主，所以可以稍微先放心。第二個，腫瘤也不至在一個禮拜之中進展到無法處理或治癒的情形。按照這樣的處理程序，能在一個禮拜內做檢查、回診，那這個部分應該是可以處理得滿順利的。	運用有效的醫療訊息傳遞，針對患者抱持的不利調適之想法提供客觀的醫療訊息，帶領患者重新思考與評估。
患者5：喔，是這樣，那好吧！那我接下來回家要注意什麼嗎？	

　　醫師以其理解的患者主觀問題為依據，與患者共同設定適當的醫療目標，包含對有利的行為予以增強，以及對不利的行為進行調整等操作。此案例中，患者有利的行為為「積極投入處理（動機）」。醫師的回應是明確具體指出患者反應中有利部分（即「對於身體的狀況滿了解，而且很在意」），並給予口頭肯定（即「我覺得這是一個好事情。」）。此部分運用了贊同與肯定技巧，明確鼓勵「患者注意、掌握自己的身體狀況」，並

強調雙方目標一致，形成共識。

　　另一方面，患者反應中可能不利於醫療問題解決的是「擔心」的情緒反應。醫師針對「過度擔心」可能造成的負面影響提供建議；並針對「自己一定是乳癌」、「等待檢查將延誤治療」等過於武斷的想法，提供客觀的醫療訊息，帶領患者重新思考與評估，此部分運用了有效的醫療訊息傳遞技巧。醫師並沒有否定患者的擔心，而是順著她的擔心給予理解後，再針對患者的需要提供必要訊息，這樣就有機會引發患者重新思考目標設定，進而主動詢問醫師對於後續可如何配合治療的建議。

第三步：討論因應

　　依據共同目標及醫療專業與患者討論可採用哪些因應方式以促成醫療問題較圓滿的解決。

案例四對話（續）	解析
醫師5-1：第一個是，剛剛約了檢查時間，你就是盡可能配合，我們也約你回診。	醫師提供建議：配合預約時間檢查與回診。
醫師5-2：你自己的部分是，讓自己的生活比較輕鬆，盡量安排有空休息的時間，減少過多的壓力。因為很多人不是疾病的問題，是因為擔心造成了像是失眠，這都是不必要的。	醫師提供建議：放鬆心情、減少壓力、規律生活。
醫師5-3：我們常常有經驗處理這個狀況，因此醫療交給我們醫療來處理，你好好把生活過好。照這個程序來處理都是OK的。	醫師提供建議：信賴醫療。

當醫師透過前兩步驟了解患者問題、設定共同目標後，此時患者已較具備接受醫師醫療處置建議的心理準備度，醫師可依據對患者狀況的理解提供適當的處置建議。在此案例中，醫師提供以下三個建議：

- 配合預約時間檢查與回診。
- 放鬆心情、減少壓力、規律生活。
- 信賴醫療。

醫師除了依據專業給予處置策略，同時也預想在患者的關鍵經驗脈絡下，各個策略的可行性及效果，如此才做到「基於同理討論因應」。

第六章

心法五：同理他人，還需要一點心理準備

認識情緒與自我照顧

　　同理心的核心觀念在於對他人的內在經驗有適當的理解，這些內在經驗包含個人的價值觀、想法、感受等各種相互關聯的心理建構與心理運作。其中，從人們表現於外的情緒經驗了解是開啓理解這些內在經驗很好的起點，這是因爲日常生活中能夠引發個人情緒的事件，其實是觸動了人們內在的價值觀、引起了某些想法，以及驅使個人表現某些相應的行爲以改善現況。換言之，同理他人時，「情緒」是我們首要理解他人當下內在經驗的一個窗口：當某種情緒經驗運作時，意味著此人的內心有相對應的動機、認知運作狀態，這些運作背後也涉及此人的性格、過去生活經驗、人生目標與價值觀等等因素；所以，我們以觀察到他人表達的情緒爲起點，可以依循對情緒認識的掌握，逐步描繪出對此人內在經驗的理解。因此，本章的第一個重點便是介紹認識情緒的幾個基本且重要的觀念，相信這將有助於提升醫療人員對他人及自身情緒表達的適當解讀。此外，第二部分將延續第一部分的介紹，說明情緒與身心壓力反應的關係，以及不同層面的情緒調適策略，以利醫療人員平日的情緒自我照顧，進而能爲同理心的培養與傳達建立有力的基礎。

第一部分　認識情緒

（一）情緒是什麼？

　　情緒是心理學領域的古老研究題目，在人們日常的經驗中，情緒指稱的多半是那些伴隨著生活事件所產生的短暫卻強烈愉快或者不愉快的感受，多數情緒可為自身意識的，例如，與父母爭執之後感到的委屈難過；遇到不講理的客人無端地訓斥覺得挫折生氣；因為下午要對公司大老闆進行的年度工作簡報焦慮得坐立難安；以及愛犬過世後始終無法克制的哭泣難以安睡。這些人們對情緒的自我覺知，僅捕捉到情緒經驗的部分面向。情緒完整的面貌同時包含：1.個人關於此情緒的感受，例如，覺得難過、覺得緊張、覺得生氣；2.情緒發生當下的身體反應，例如，心跳與血壓的變化、肌肉緊繃或者放鬆、腸胃蠕動變快或者變慢；3.與情緒有關的目的感，例如，生氣時想要與他人爭辯以使事情能照著自己的期待進行、焦慮時希望做些預先的因應使擔心的事情不會發生；4.情緒所帶出的社會表達行為，例如，透過生氣地表達將我們對事物的期待傳達給對方、哭泣難過使周遭的他人注意到我們需要安慰與支持（Reeve, 2009, ch11）。簡而言之，情緒經驗包含感覺、身體激發、目的感以及社會表達等部分，且包含這四方面經驗混合與協調後所呈現的同步狀態（引自Reeve, 2009, p.299）。

（二）情緒是怎麼來的？

　　在遭遇某個重要的生活事件時，人們透過什麼樣的內在歷程運作，最終產生情緒的經驗呢？學者對其運作過程主要有兩種主張：其一為生理歷程為主的運作，其二為認知歷程為主的運作。這兩種主張背後的區分在

於我們將情緒現象的核心認定為生理現象或是認知現象。舉例來說，在重
要場合進行工作簡報時，我們到底先注意到自己心跳加快而後才意識到自
己的緊張？還是先意識到緊張後才引發心跳加快的反應？隨著不同立場研
究者的努力與投入，生理取向以及認知取向雙方都有各自的研究累積；亦
有學者進一步提出整合兩種立場的觀點，認為情緒經驗中，生理運作與認
知運作互相關聯、同步進行，或者認為雙方皆為循環反應的一部分，互
為因果。Reeve（2009）在理解動機與情緒*Understanding Motivation and
Emotion*一書的第11章對這個議題有清楚的說明。這些不同立場各有其證
據與論述基礎，本書作者依據Reeve的整理簡要介紹這些知識，用意並非
論斷此一長久的爭論，而是提供讀者不同的觀點，以掌握日常生活以及人
際互動中的情緒經驗。以下做更進一步的說明。

　　採取生理觀點的代表性學者包含Carroll Izard、Paul Ekman以及Jaak
Panksepp。Izard的研究發現，即便尚未發展出適當的語言與認知能力時，
嬰兒仍有其情緒表達，例如，三週大的嬰兒便會對高頻的人聲出現微笑反
應；兩個月的嬰兒對於疼痛也會有生氣的情緒表達；這些結果顯示，認
知並非情緒發生的必要條件。Izard認為情緒歷程多半是自動化、無意識
的，由大腦皮質下結構所調控。Ekman也主張情緒的主要基礎是生理的運
作，此主張來自他對於情緒的大量觀察：情緒的表現經常是快速、短暫、
自動化的，且具有演化的適應價值。Panksepp從自身的研究資料整理出幾
個主要的發現，從而認為情緒經驗的基礎是生理運作，其中腦部迴路扮演
關鍵角色。這些發現包含：人們經常難以口語化描述自身的情緒狀態；情
緒經驗可透過非認知的程序（例如，電刺激）引發；在嬰兒或者非人的動
物身上也能觀察到情緒表現（Reeve, 2009）。上述學者的研究發現，顯
示生理反應確實連結著情緒經驗的產生，即便在某些情境之下，人們並未

明確意識到情境的意義、衍生對情境相應的理解，仍能夠感受到某種形式的情緒。

採取認知觀點的代表性學者則有Richard Lazarus、Klaus Scherer及Bernard Weiner。Lazarus主張只有當個人對事件形成重要性和意義評估，情緒反應才會產生。例如，當一輛車從我們身邊疾駛而過，唯有對此產生某種生命安全受到威脅的認知評估，我們才會產生害怕的情緒；而在此之前，即使事件發生、即使產生某種生理性的反射反應，也未能說情緒經驗已經發生。Scherer也認同並非所有生活中遭遇的事件都可引發情緒反應，而其中的分別即來自我們對事件的認知評估。Scherer列舉了幾種與情緒經驗有關的認知評估形式：「事件對我是好還是壞？」、「我能不能夠成功地因應這個事件？」、「這事件在道德層次上是不是對的？」。這些評估的結果將引導人們產生不同的情緒感受。Weiner有類似的觀點，認為個人對於成功或失敗的歸因方決定他們的情緒經驗（Reeve, 2009）。上述認知觀點的研究者，在探討情緒經驗時著重的是人們的主觀想法與情緒經驗內涵的關聯。

這兩種主張各有研究支持，也都能捕捉到情緒經驗的部分面向。Buck（引自Reeve, 2009）的雙系統理論嘗試結合此兩方觀點，希望為情緒如何發生提供較完整的說明。這個理論認為，情緒反應是複雜的，同時由生理及認知運作系統導致。當遭遇重要的生活事件時，這個事件會刺激腦中不同迴路的運作，產生不同形式的情緒反應。「生理情緒系統」運作於大腦的皮質下（subcortical）結構及路徑（以邊緣系統為主）；此系統的運作基於物種演化適應結果，運作的方式與生俱來，使人對於事件產生立即的、自動化而無法為意識所覺察的情緒反應。「認知情緒系統」運作於大腦的皮質區（cortical）結構及路徑；此系統的運作處理根基於個人獨

特的社會、文化及學習歷史，進而使不同的人們對於相同的事件衍生不盡相同的認知評估結果，而發展出不全然相同的情緒感受。

　　回到最初的提問，情緒的發生是始於生理反應或是認知反應呢？我們是先逃跑了所以知道要害怕，或者是因為有害怕認知了才逃跑呢？以「歷程」的觀點來理解複雜情緒的運作，也許這類的問題就不那麼難以回答了。Robert Plutchik認為情緒是一連串的事件所累積而成的複雜回饋系統，在情緒發生的過程中，生理反應、認知反應及感受等成分之間，是相互循環彼此影響的關聯（圖6.1）（Reeve, 2009）。

（三）人有多少種情緒？

　　情緒是否有具體的分類呢？這是另一個情緒研究的論戰主題。一部分的學者主張情緒經驗可明確劃分為不同類別；另一部分的學者則認為看似不同的情緒其實本質相同，只是在幾個向度上有不同的程度，因而有不同的外顯表現。

　　延續前述對於情緒如何發生的不同主張，生理取向與認知取向兩方立場將對情緒類別的區分衍生不同的看法。生理取向強調初級情緒

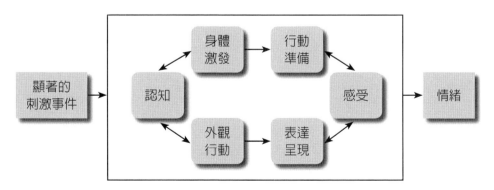

圖6.1　情緒的回饋系統（譯自Reeve, 2009）

（primary emotion），此取向下的各個研究派典雖因各自對生理基礎有不同的看法，但皆贊同初級情緒可分出不同的基本情緒類別，且這些基本情緒都具備以下幾件事：1.只有少量的情緒屬於基本情緒；2.基本情緒是全人類（及動物）所共通的；3.基本情緒是生理及演化的產物。認知取向強調次級情緒（secondary emotion，又稱複雜情緒或習得的情緒），此取向下的研究派典都假設「情緒是來自個人對特定情境下做出意義結構的反應」。由於可能的意義結構是無限的，因此情緒的類別也是無限的。各個派典的差異在於對個人如何由情境中衍生意義及解釋有不同的看法（Reeve, 2009）。

　　此兩種情緒類別的看法亦可以整合：每個基本情緒之下包含一整個情緒家族（emotional family），在同一個情緒家族內的各情緒之間，有共通的生理、主觀感受、表達等特性，但彼此之間又因不同的學習歷程、社會化及文化因素，而有些微的差異。Ekman及Davidson（1994）提出以下四個基本情緒必須符合的標準：1.天生的，而非經由社會化或經驗學習而來；2.在所有人身上都衍生自相似的情境；3.具有獨特但又共通於所有人的表達；4.會引發特殊且可預測的生理反應形式。

　　Reeve（2009）介紹了六種基本情緒，包含害怕、生氣、厭惡、傷心等四種負向情緒，以及高興及感興趣兩種正向情緒。前者可視為協助個人有效處理威脅／傷害情境的情緒系統；後者則與動機滿足有關。與這六種不同的情緒有關的認知評估內涵、所啟動的反應以及情緒的功能各有不同特點，整理如表6.1所示。

表6.1　六種基本情緒的認知內涵、反應與功能（整理自Reeve, 2009）

基本情緒	認知解釋	啟動的反應	功能
害怕 （fear）	• 面臨危險的情境、個人的福址受到威脅。 • 此威脅可為心理的或生理的。 • 個人「對於難以因應威脅的主觀覺知」與「環境中實際的威脅」同等重要。	防衛。	警告自己可能的危險。
生氣 （anger）	• 個人的計畫、目標或福址受到某種外力干擾。 • 基於「環境應該是他該有的樣子」的信念被背叛、被拒絕、被批評、不被關心、持續被打擾等都可能引發生氣。	• 作戰模式、表達感受。 • 有時導致攻擊行為、提高心臟病發可能。	提升控制感、警告他人。
厭惡 （disgust）	• 想擺脫受污染的、腐敗的東西。 • 不同文化下，可能是針對不同的物品。	拒絕或擺脫行為。	拒絕（rejection）。
傷心 （sadness）	• 經驗到分離（separation）或失敗（failure）。 • 分離的對象可是人、地點、職位、某種狀態等等。	• 採取必要行為以緩和、修復引起傷心的情境。 • 不活動、退縮、放棄因應努力。	間接促進團體之間的凝聚力。
高興 （joy）	• 獲得與個人成功、人際關係有關的滿意的結果。	促進個人投入社交活動。	• 促進投入社交活動的意圖。 • 撫慰負面感受。
興趣 （interest）	• 可預期某個與我們需求及福址有關的好事即將發生。	探索行為。	• 使個人與可能滿足動機的事件保持接觸。

（四）情緒的功能

　　情緒究竟對我們是好或是不好？常有人說不能有太多情緒，有人又很想要有情緒感受，其實從演化的觀點，情緒腦是先於新腦大腦皮質演化的，某種生物機制之所以能長久存在於某個物種的生命現象中，應有其有利於該物種適應環境的功能。情緒具備的適應功能主要與人的動機（motivation）有關，包含兩個部分：啓動功能及溝通功能（Reeve, 2009）。

1 啓動功能

　　情緒發生時，會使人處在某種生理激發狀態，以及愉快（或不愉快）的情緒感受中，此種狀態及感受將引導個人的注意力，使個人產生有利特定行爲表現的準備性，如此人們才能夠針對不同的環境要求做出適當的反應（例如，留在有利的情境或逃開不利的情境）。

2 溝通功能

　　情緒的經驗及表達可反映個人當下的動機狀態。達爾文認爲，就如同動物可利用表情或身體動作當作媒介與其他動物溝通，人類的情緒也有類似的功能，能夠藉由表達喜怒哀樂使其他人得知個人的安適情形。Oatley及Johnson-Laird（1987）認爲情緒的表現可視爲個人對自己的溝通。對自己而言，情緒是一種訊號，讓我們藉此知道所遭遇的事情與我們的重要目標有關；這背後連結了我們如何看待事物，我們的重要價值觀爲何。同時，情緒的表達亦是我們與他人溝通的一種方式。對於他人而言，我們的情緒正傳達了我們的感受與意圖；透過情緒行爲，可影響他人與我們的互動方式，例如，難過哭泣能使我們得到親近的人的安慰與關心；生氣則向

他人傳達了我們不希望如此被對待。情緒能為我們創造、維持，或者取消關係，在人際關係中是影響關係品質的重要因素。

　　情緒因為具有上述有利於適應的功能而持續存在於人類的經驗中，且不論是正向情緒或負向情緒，都能夠透過這些功能的發揮幫助個人適應。一般而言，在經歷如焦慮、憂鬱、生氣等負向情緒時，都會因感到不適而急著想要消除這些情緒，但從上述的演化觀點可知，情緒經驗（尤其是負向情緒）其實是對自身重要的提醒，告訴我們自己正處在某種不利於適應的狀態中，需要有所調整以利生存與適應環境。

（五）認識情緒能給我們什麼幫助？

　　了解情緒複雜的運作歷程對於我們有什麼幫助呢？在日常生活的經驗中，雖然即便不知道這些複雜的運作，我們仍然能夠經驗以及感受情緒，但這類情緒知識的釐清卻指出了兩件重要的事。第一件是，情緒經驗的探索能夠讓我們對自己有更多認識。例如，當我們緊張時，同時意味身體以及注意力正對所緊張的事進行相應的準備，我們可能咬著牙、摒著呼吸，隨著監測可能發生的危險；另一方面，我們也可能循此線索思考，何以這樣的情境讓我們緊張，若情境有所改變何以緊張的程度就下降了？在這樣的情境中我們在意、重視、期待守護的是什麼？還有，我們又是如何應對這份緊張情緒的？是分析思考努力解決緊張的來源？還是努力調息自我安撫呢？什麼樣的方式看起來比較有效果？

　　情緒知識所能提醒我們的第二件事是：情緒的自我照顧應多管齊下。有鑑於情緒是包含感覺、身體激發、目的感以及社會表達等各部分混合與協調後所呈現的同步狀態，牽一髮可動全身，因此除了過去普遍熟知的抒發情緒感受，情緒的自我照顧尚可從放鬆身體、轉移注意力，以及整

理情緒有關認知與個人意義著手。當我們能夠調整整個情緒系統的任一部分，其他部分也有機會連帶鬆動，而使得我們平日的心情以及情緒反應往較好的平衡位置移動。本章的第二部分將介紹從不同角度照顧自身情緒的原則與策略。

第二部分　情緒自我照顧：多角管理、持續進行

在了解情緒的自我照顧之前，需要先簡單認識情緒反應與壓力調適之間的關係。情緒是人們面對日常生活壓力常有的反應之一；情緒反應可使個人的身心資源動員起來，以有效應對壓力事件。

圖6.2是吳英璋、金樹人及許文耀（1991）整理的壓力模式圖。這個模式圖簡單地說明了人們在遭遇壓力源（亦即此壓力源引起的生活變動）時，如何透過一連串的內在歷程（包含認知評估、生理反應、性格與心理需求的作用，以及對社會支持的覺知）對這些變動做出回應（即情緒反應與因應）；而後此回應的效果再接續對外在環境以及自身的身心健康產生影響。每天我們會遇見許多大小事務，可能造成變動的大小也不同，但我們都會反覆經歷個人與環境之間的回饋互動過程，累積下來就反映了個人於環境中的身心適應狀態。

從圖6.2可知，回應壓力的方式將影響我們在壓力環境中的身體健康狀態與情緒感受。回應壓力方式的個別差異關鍵在於幾個不同的內在運作：「認知評估」是評估所遭遇的壓力源對我們來說是怎麼樣的一件事：它是正面的或負面的？是否對我構成威脅？或者是種挑戰？除了認知評估，我們本身既有的「性格傾向（例如，樂觀或者悲觀）與心理需求」（例如，重視人際和諧、重視成就感）、我們所感受到的「社會支持」

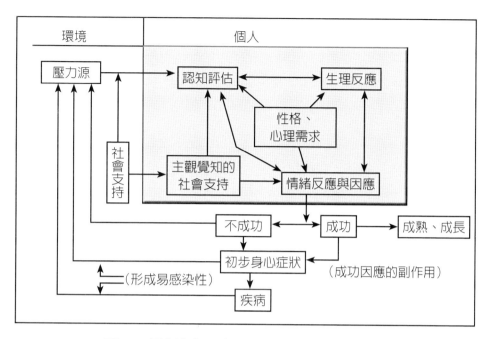

圖6.2　壓力模式圖（調整自吳英璋等人，1991）

（例如，工作要求雖然困難，但有樂於教導的前輩同事提供協助）以及我們平常的「生理反應習慣」，都共同決定我們可能如何看待所遭遇的壓力源，以及我們會有何種情緒感受以及因應行動。

　　這個模式將「生理反應」自情緒經驗中劃分出來，指的是面臨環境要求或威脅時，所產生的各種協助我們面對急性壓力情境的身體反應。例如，求職面試時，面對主考官個體感覺自己心情緊張，同時也有心跳加快、手心冒汗、肌肉緊繃等生理反應。在急性壓力情境下，神經系統及內分泌系統透過HPA軸線及SAM系統的一連串運作，血液中皮質醇及兒茶酚胺濃度上升、交感神經系統激發，啟動各種生理反應以隨時準備因應壓力源。待壓力被適當地處理之後，個人感受到來自壓力源的威脅感下降，原先血液中濃度較高的皮質醇及兒茶酚胺也慢慢被身體吸收、消退，回復

遭遇壓力前的水平，換之以較平和的副交感神經作用，各部分身體系統逐漸回復原先的休息狀態。

上述因應急性壓力所產生的生理反應及身體系統激發狀態，在兩種情形之下可能無法回復原先的休息狀態。其一是，個人缺乏適當的因應策略，無法有效地處理所面臨的壓力及衍生的情緒，隨之產生的身體系統激發狀態也就無法緩解；或者壓力情境具有長期、持續存在的特性，使個人即使已對壓力源進行某種程度的有效因應了，身體系統卻因為持續存在的壓力情境而一直處於高度激發狀態，無法回復至初始的平衡。其二是，個人在一次或一連串的壓力因應歷程中，雖然能夠有效地回應環境的要求或變動，卻因為因應的過程耗費過多身心資源，而使其在成功因應之際，仍經驗到一些負向的結果，此種情形稱為「成功因應的副作用」（吳英璋，1994）。不論是哪一種情形，個體長期處於壓力情境之下，血液中的皮質醇及兒茶酚胺濃度居高不下、神經及內分泌系統交互調節的機能變差，便可能經驗到許多令人困擾的身心症狀、身體免疫功能下降，且較容易感受到負面情緒。

了解了情緒反應與壓力調適的關係後，可推衍出情緒自我照顧的兩個重要原則：1.需多角經營、多管齊下；2.需融入日常生活習慣中。情緒自我照顧宜多管齊下，除了進行有效的問題解決以排除壓力源，放鬆身體、調整認知、轉移對負面情緒的注意力、抒發情緒、尋求社會支持資源、整理情緒意義等都是可行的策略。情緒自我照顧應融入日常生活習慣中，避免過分依賴壓力情境下的臨場反應。需知我們平常所意會的情緒──即壓力反應當下，諸如生氣、緊張等情緒主觀感受──相對於整體情緒經驗僅是冰山一角；我們傾向如何評估壓力事件、平常身體緊繃的程度，以及手邊可用社會支持資源有多少，都累積於日常生活的習慣中，而非壓力情境

當下可透過單一策略立即改善的，因此，相較於臨場的反應練習，日常的準備更是重要。以下段落簡介日常生活中，在身體、心情以及想法層面可進行的情緒自我照顧策略及原則。

多角經營下的情緒自我照顧策略

　　每個人在自己的生活中多少都有照顧自己情緒的方式，例如，聽音樂、看電視、泡熱水澡、按摩、運動、找朋友抱怨、書寫心情、參加心靈成長課程等。不同的策略可能對應不同的情緒面向。有鑑於情緒的自我照顧策略需融入生活中形成日常習慣的一部分，才比較有機會發揮長期效果，在參照本書所介紹的方法與原則，思考自己該建立何種自我照顧策略時，從自身既有的作法中調整與發展會是比較可行、有效率的。

1　身體的放鬆

　　深層的身體放鬆不同於休閒娛樂，它需要一些準備與方法，包括：評估放鬆的需求／目標／興趣、挑選合適的練習項目、學習相關的知識與要點、建立有益練習及效果的態度、消除阻礙、有標準化的指導語與示範、確認正確學習、促進切實練習、修正練習的錯誤、評估與回饋練習效果、循序漸進、結合學過的方法、融入日常生活與保健習慣中。

　　深層放鬆有兩大類，第一類是從身體導入，亦即從周邊系統著手調控，從而帶動中樞系統的放鬆，例如：漸進式肌肉放鬆訓練、瑜珈式的身體伸展、呼吸訓練；第二類是從心理導入，亦即從中樞系統著手調控，從而帶動周邊系統的放鬆，例如：自我暗示放鬆訓練、放鬆想像與自我對話引導、冥想與正念內觀（Smith, 2005）。以下介紹屬於第一類的腹式呼吸及漸進式肌肉放鬆訓練，以及第二類的自我暗示放鬆訓練。

⑴腹式呼吸

人的情緒狀態與呼吸會相互的影響。在較放鬆時，呼吸通常是深而慢的，較緊張時的呼吸則是比較淺而短。試著將呼吸的速度與深度放得慢一點、深一點，可以減少交感神經系統的激發，達到放鬆的效果。

腹式呼吸並不是指我們在呼吸的時候真的把空氣吸到肚子裡面。這裡的「腹式」呼吸是相對於較淺短「胸式」呼吸，強調在吸氣時加深吸入空氣的深度，試著感覺空氣從我們的呼吸道進入氣管之後，盡量再向下延伸。此時如果注意腹部的感受，會發現腹部因為此向下延伸、拉長的吸氣節奏而自然地鼓起；吐氣時，腹部則隨著吐氣自然地凹下，因而稱為「腹式呼吸」。

腹式呼吸會讓呼吸的速度放慢。一般人每分鐘呼吸的次數是15~20次，換言之，每次呼吸大約僅花費3~4秒鐘。將呼吸的深度拉長、速度隨之放慢。初步練習時，可用鼻子吸氣、嘴巴吐氣的方式，以3秒鐘的時間緩慢而均勻地吸氣、再以3秒鐘緩慢均勻地吐氣。呼吸時，將注意力放在感受自己呼吸的一進一出上面，並保持胸部肌肉放鬆，肩膀不上下晃動，全身放鬆。依此方式練習，每分鐘的呼吸次數約可降低至10次。隨著逐漸熟悉加深加長的呼吸節奏，可再把吐氣的時間拉長為吸氣時間的1.5~2倍，也就是以3秒鐘的時間吸氣，再以5~6秒的時間緩慢均勻地吐氣。

腹式呼吸是最容易隨時進行的身體放鬆練習，幾乎不受空間或場地的限制。可在每天挑選1~2個時段，有意識地進行約5分鐘的腹式呼吸。練習的時候，要提醒自己不需要「太努力」；練習的目地在於學會掌握自己的步調，而非追求完美。若練習時感覺頭暈，請暫時停下來，這有可能是呼吸得太快太深，可試著專注於緩慢地從嘴巴吐氣，一邊發出「嘶……」的聲音，彷彿從一個小小的開口吐出氣體來，這個聲音可以提醒你緩慢的

地吐氣。

⑵漸進式肌肉放鬆訓練

漸進式肌肉放鬆訓練最早是由美國的Jacobson（1938）醫師提出。他假設焦慮的身體反應與肌肉張力之間的關係是「當生理張力出現，主觀的焦慮經驗會增加」。漸進式肌肉放鬆訓練便是藉由肌肉的放鬆來幫助個體放鬆身心；並透過感受身體肌肉用力拉緊與鬆弛開來的過程，練習敏感於身體各部位肌肉的緊張或放鬆程度。在此訓練中，個人學習主動且有次序地繃緊而後放鬆各部位的肌肉，使肌肉張力釋放，得到放鬆，進而讓個人得到鎮靜。此外，透過此練習也學習敏感於自身肌肉的緊張或放鬆狀態，而後能在肌肉較爲緊繃的時候及早察覺，及時有效地予以放鬆。這樣的練習使我們能隨時保持身體肌肉處在恰當的緊張程度，避免長期的張力造成過度累積導致疼痛。Jacobson非常細緻地區分身體各部位的骨骼肌，發展出200個針對不同肌肉的練習動作，因此要完成一整套的練習需要耗費數小時。若依循這個作法，一般民眾幾乎不可能在日常生活中自行練習。因此，後來有多種不同的簡化版本被發展出來，以方便臨床的操作應用。

臺大心理系的吳英璋教授所發展的版本是目前國內臨床應用較廣的版本。該練習包含八個動作：手（包括手指、手掌、前臂、三頭肌）、額頭（包括頭皮上方）、臉（包括鼻、唇、臉頰）、顎（包括太陽穴附近兩側肌肉）、嘴（包括舌、下巴）、胸肩（包括脖子後方、喉嚨、胸肌、上背）、腰腹（包括脖子前方、下背）、腳（包括腳趾、腳踝、小腿、大腿、臀部），大致涵蓋了一般民眾工作或生活中經常使用、容易緊繃的部位。

該練習的流程是，循著動作的指導語逐步拉緊而後放鬆這八個部位的

肌肉，並在過程中練習感受肌肉用力拉緊與鬆弛開來的過程。練習的指導語及動作解說可參見附錄一。該練習在臨床上通常由熟知該原理與程序的臨床心理師或醫療人員先帶領病患試做一次，確認操作正確無誤，過程中的疑問也都獲得適當的澄清，而後交由病患返家逐日練習與記錄，並定期與醫療人員討論。此外，進行此練習亦需同時考量病患的疾病與身體健康狀態，與臨床治療相互搭配。一般民眾雖然亦可嘗試在家練習，但對此方法的原理以及操作要點形成正確的認識是重要前提。練習時，需要注意以下的提醒事項：

- 謹記拉緊是為了放鬆，所以練習拉緊時只要力氣用出來就可以了，避免過度用力使肌肉受傷。

- 各個動作的練習中，放鬆的部分相較於拉緊的部分，速度應該較慢、時間也可拉長。

- 每次練習約需要15~30分鐘，建議持續穩定的練習，每週至少五次。若目標放在學會且能應用，至少要持續2~3個月，但長遠來說，就此保持規律的日常練習會更好。

- 建議每天的練習皆安排在固定時段，以形成生理節律。

- 練習時間應避開飯前及飯後，以免影響消化。

- 練習時宜選擇燈光昏暗、安靜不被打擾的地方。但應避免在完全黑暗的環境中進行，因為這樣的環境可能使人產生不安。

- 穿著自己覺得舒適的衣物。

- 注意空氣流通，但要避免冷氣或電風扇直接吹到身體，因為放鬆時身體毛孔放大，若直接吹風可能造成身體不適。

- 練習前後可記錄各部位肌肉的放鬆情形及感受，亦可將疑問或期間的觀察記錄下來。

再次提醒，放鬆練習雖然是安全性很高的活動，但每個人的身體狀況以及對練習的理解仍有個別差異，若練習過程中產生不舒服或感覺難以進展，還是建議尋求醫療專業人員的諮詢與協助。

⑶自我暗示放鬆訓練

自我暗示放鬆訓練是德國Johannes Schultz醫師所發展並在1926年正式發表，他於1932年出版的專書完整介紹進行訓練的標準程序（Linden, 2007）。它是一套以自我催眠爲基礎的放鬆練習，強調鬆弛與溫暖的感受，是一種靜態、簡單而有效果的鬆弛技術。練習的過程中，練習者經由對幾個不同身體部位、反應或功能做自我暗示，進而放鬆身心。目前在臺灣經常使用的自我暗示放鬆練習版本是由吳英璋教授所改編，從Schultz版本的六個部分調整爲四個部分，亦即由身體重量的平衡、感覺心跳、輕鬆呼吸、讓手心溫暖起來等四種暗示內容堆疊組合而成，通常一次完整的練習時間約10~15分鐘。

練習的流程是，練習者跟隨指導語，首先將注意力擺放在身體重量的平衡感受，而後將一部分的注意力轉移到感覺自己的心跳；嘗試練習將注意力平均分散在這兩個部分，也就是嘗試同時感受身體重量平衡以及感受心跳。接續是再提撥一部分的注意力注意自己的呼吸，試著輕鬆地吸氣、吐氣。而後再次練習平均分散注意力至上述三部分：身體的平衡、心跳、輕鬆呼吸。再次試著撥出一部分注意力到雙手掌心，在心裡強烈地暗示自己「讓手心溫暖起來」，並且接續練習將注意力分散在上述四個部分：身體的平衡、心跳、輕鬆呼吸，以及手心的溫暖。最後，以緩和及暖身動作結束練習。詳細的練習指導語請參考附錄二。另外，放鬆訓練的練習有些關於時間安排以及環境準備的注意事項，請參考附錄三。

2 心情的放鬆

心情方面的放鬆著重情緒經驗的抒發與表達。Bourne（2005）為焦慮與恐懼症患者撰寫的自助手冊將情緒表達分為三個步驟：⑴辨識／覺察情緒；⑵表達情緒；⑶溝通情緒。該手冊提供了一些實用的建議，茲將內容摘述如下：

⑴辨識／覺察情緒（identifying feelings）

負面情緒通常以各種類別的情緒感受呈現，例如，緊張焦慮、憂鬱或生氣等；但在習慣壓抑情緒的人身上，這些主觀的情緒感受也可能不是那麼明顯。此時，長期壓抑的負面情緒可能透過身心連結而以身心症狀呈現，常見的症狀包含頭痛、胸悶、呼吸困難、肌肉緊繃疼痛等。辨識／覺察情緒的首要動作是從身體反應或者心理感受，發現自己正經驗某種情緒。

發現情緒之後，可以試著關注身體感受；放鬆身體、問問自己「我現在的感覺是什麼？」、「我現在關心在意的問題是什麼？」；觀察身體的感受，暫時不去分析思考自己的經驗，而是對負面情緒帶來的身體與心理感受稍作停留，並開放接納自己的感覺；而後試著辨識、描述自己的情緒感受。

⑵表達情緒（expressing feelings）

在約略能夠辨識／覺察自己正經驗的情緒感受之後，第二個步驟是表達情緒——也就是讓情緒經驗能夠抒發出來。可行的方式包含向他人訴說分享，以文字書寫下來，或者透過肢體動作宣洩。

抒發情緒最好的方式，是尋求關係良好、能夠傾聽與支持我們的朋友或者親人，向他們訴說我們真實的情緒感受，可能是我們經歷事件時的委

屈、我們的不平或者悲傷。在訴說的時候，對方是否能夠專注於傾聽，而不著重提供個人意見、評論或者建議（有時這樣會加重情緒），會是此訴說是否真能幫助我們抒發情緒的重要關鍵。

書寫也是一種抒發情緒的好方法。單單只是將事件有關的情緒感受寫下來，便能夠幫助我們緩和情緒感受。另外，也可以準備一本日記，每當遭遇強烈的情緒感受時，將這些經歷及感受記錄下來。隨著時間累積不同的情緒經驗，一段時日之後可回頭閱讀，有時也可發現自己的某些反應習慣，而從中有所洞察。

最後，覺得難過的時候大聲哭泣，或者在生氣的時候捶打枕頭，這類反應都是透過較強烈的肢體動作抒發情緒，只要顧及自己與他人的安全，這類的抒發對於情緒的調節還是有幫助的。有時也許覺得難過得想哭，但眼淚就是掉不下來，這時一些與我們心境有些許對應的音樂、電影或影音素材，也許能提供一些幫助，促發我們對低落情緒的感受，使得那些感受的形象逐漸明顯、逐漸浮現。生氣的時候，也許很希望能夠透過攻擊來擺脫心裡的不平或挫折感受，這在一個程度之內也是很自然而健康的，只是需要注意的是安全問題，攻擊的對象需要是無生物，也要避免使自己受傷，例如，捶打枕頭或沙包、對著牆壁丟雞蛋、在房間裡大叫大罵等等，都是可幫助我們宣洩憤怒又能避免傷害的作法。

⑶溝通情緒（communicating feelings）

溝通情緒與前一步驟的表達情緒不同，前一步驟僅是尋求抒發，而溝通情緒是讓那些使我們產生負面情緒的人了解我們的感受。溝通情緒感受時，需要謹記兩件事：需確認對方有意願與我們溝通，以及避免責備或輕視對方。若對方尚未有意願聆聽我們的情緒感受，那麼溝通可能事倍功

半，甚至造成誤解或更多衝突。溝通時僅表達我們經歷的事實是什麼，及我的情緒因何而產生，這樣是基於尊重對方的作法，責備或展現輕蔑的態度則會使對方減低溝通與聆聽的動機。向他人溝通我們的情緒感受需要承擔一些風險，但通常也是透過這個步驟才能夠真正消化吸收這些負面情緒帶給我們的影響，而真正克服與學習。

3 想法的放鬆

　　從認知行為取向心理治療的觀點，負面情緒經常來自我們腦中自動化地對情境或事件產生負面的內在對話。例如，面臨即將到來的工作面試，腦中不自覺地想著「我一定回答不出考官的問題」、「考官一定覺得我是笨蛋」，焦慮的感受便逐漸擴大。這些快速產生的想法背後，連結著我們所看重的價值觀以及所追求的人生目標。想法的放鬆可從兩方面著手，一是改變情緒經驗當下的自我對話，二是整理情緒經驗的個人意義。

⑴調整自我對話的內容

　　依據Bourne（2005）的介紹，容易導致負面情緒的自我對話，經常是一些看似陳述事實，實則是來自於自己對情境不合理的評估內容。不同的自我對話內容導致不同的情緒感受，常見的負面自我對話內容包含：擔憂負面的結果（例如：「我的心跳越來越快，萬一我現在恐慌發作、失去控制怎麼辦？」）、嚴厲的自我評價（例如：「別人一定覺得我是僥倖才得到這個分數。」）、貶低自我效能（例如：「我不可能贏得過其他人。」），以及要求完美主義（例如：「我必須要體貼所有人、公正無私。」）。這些內在的聲音都不是事實，但有時我們會以為是事實，這樣經年累月地對類似的情境做出相近的判斷，不但形成不良的思考習慣，還

容易自動化不自覺地批評自己，不合理的要求自己。

　　Bourne（2005）在其自助手冊中完整地說明一般民眾如何透過自我觀察、記錄與練習來扭轉此類自我對話習慣；此外，手冊中也提供了一個簡單的方法，在我們腦中出現自我對話的時候立即打斷其影響。這個方法包含三個步驟，首先是練習覺察自己腦中快速閃過的負面自我對話。這類對話多發生在經驗到某種負面情緒感受時，因此應該提醒自己當負面情緒產生時，試著注意這類想法是否發生。其次，試著讓腦海中冒出來的自我對話能暫停一下，例如，問問自己：「當我有這樣的感受，是我的腦子裡正繞著哪些想法？」最後，試著做些能夠幫助自己知道它只是過去習慣的思考模式，接著加入轉移注意力的活動，如簡單的身體運動、放鬆練習、聽音樂、聊天等等，讓自己清楚知道前面的想法只是自己升起的另一組對話。

⑵情緒意義的反思與整理

　　情緒反映了個人的動機狀態。當所遭遇的事情與重要的生活目標有關，我們的反應便不再是事不關己。情緒能告訴我們哪些事情關乎我們的生存與安適，以及我們希望如何實現自己的人生。這些事情雖然發自內心，卻經常被我們忽略。人往往是在遭遇重大的生活壓力事件，才開始思索身邊哪些人以及哪些事對自己真正重要、現在的生活是不是自己真心想追求的，而後開始對於應該怎麼分配有限的心力在不同的事物上，產生新的看法。

　　情緒反應除了幫助我們動員當下的身心資源以適當回應環境要求，從長遠的適應角度來看，也能幫助我們覺察體認自身的價值觀與人生目標設定。當我們總是對於涉及能力表現的情境感到不安焦慮，反身思考或許就

會發現自己對於完美自我形象是如此地重視，以至於在努力追求外界認可的過程中，始終未能看到自己已經累積的那些平實且穩固的能力。過去總是犧牲假日與休息時間，拼命地在事業上衝刺力求表現，一旦身體健康出現重大問題，恐懼與不安指向未來可能再也無法與親愛的家人歡聚相守，這時我們也許才會發現拼命工作的初衷是守護家庭。

　　情緒自我照顧的最後一個部分，是回想引發我們較強烈情緒的情境或事件、當時的經驗細節以及有關的聯想，從中梳理我們在工作、家庭、人際關係與健康等方面看重什麼，希望如何生活。除了自問自答，與親近信任的朋友或家人討論也是好的方式，有時他人會提供不同的角度與觀點，幫助我們看到自身的盲點。有了好的自我情緒關照，也更能接納自己、同理自己，再回到職場幫助患者或家屬，就更能有效溝通、發揮同理心了。

漸進式肌肉放鬆訓練

一　練習說明

　　漸進式肌肉放鬆訓練最早是由美國的Jacobson（1938）醫師提出。他假設焦慮的身體反應與肌肉張力之間的關係是「當生理張力出現，主觀的焦慮經驗會增加」。肌肉放鬆訓練旨在幫助我們緩和生理反應，使我們不至於浪費不需要浪費的力氣。肌肉放鬆訓練的原則是，藉著身體某部分肌肉的用力拉緊與鬆弛開來的過程，訓練自己敏感於那一部分肌肉的緊張程度，而當我們能夠敏感於某一部分肌肉的緊張程度時，就可以有效地控制那一部分肌肉，使它隨時保持恰當的緊張度。

　　進行肌肉放鬆訓時，需要先用力拉緊某一部分的肌肉，然後放鬆它；但是，每一個人的拉緊與放鬆的節奏並不相同，所以，在拉緊的時候，請注意，只要覺得力氣已經用出來了，就可以開始放鬆；也就是拉緊是為了放鬆，所以，儘管指導語仍繼續要求我們用力拉緊，只要覺得力氣已經用出來了，就開始放鬆。

二　動作示範與解說

　　吳英璋教授發展的漸進式肌肉放鬆訓練包含八個動作，在練習之

前，讀者可透過以下文字解說以及圖示先行認識這些動作的作法。

動作一：手（包括手指、手掌、前臂、三頭肌）	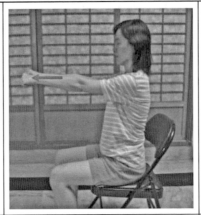	雙手抬起來，抬到水平的位置，用力向前伸直。
動作二：額頭（包括頭皮上方）	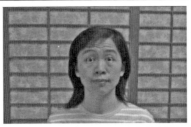	眉毛往上揚，把額頭的肌肉用力的拉緊。
動作三：臉（包括鼻、唇、臉頰）	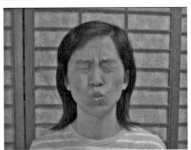	用力閉起眼睛，把眉頭皺起來，把鼻子也皺起來，把嘴巴往中間拉緊。
動作四：顎（包括太陽穴附近兩側肌肉）	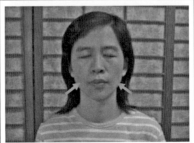	用力咬緊牙齒。

動作五：嘴（包括舌、下巴）	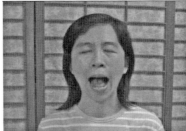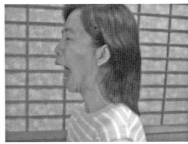	用力張開你的嘴巴，張得愈大愈好，再把舌頭用力抵住下排門牙。
動作六：胸肩（包括脖子後方、喉嚨、胸肌、上背）	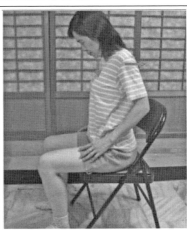	身體坐正，然後用力把頭向下壓，讓下巴靠往胸前，再用力把肩膀向後拉，把胸部挺出來。

動作七：腰腹（包括脖子前方、下背）	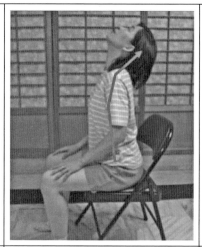	將身體坐正，然後用力向後彎腰，把頭部也向後彎，眼睛可試著向後看。 *放鬆完成之後，請坐正，然後做兩個深呼吸。
動作八：腳（包括腳趾、腳踝、小腿、大腿、臀部）	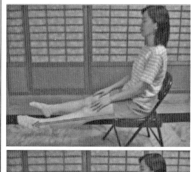 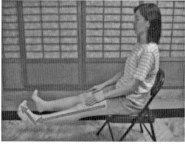	把雙腿伸直、腳板往下壓，腳趾頭也用力向前伸。 *若下壓腳板會使你感覺不適，甚至抽筋，也可改為如下圖，以雙腿伸直但腳板彎起的這個姿勢練習。

三 練習指導語

　　剛開始學習漸進式肌肉放鬆，由於一般人對於動作的作法、拉緊及放鬆的步調與程序都不熟悉，因此會由一位臨床專業人員透過指導語從旁指示帶領。待熟悉整套作法程序之後，則可由練習者自己在腦海中默想流程依序完成。讀者若希望能自行練習，可參考以下練習指導語，錄製一份屬於自己的練習錄音帶，在練習時播放使用。

　　請你選擇一個恰當的姿勢，調整一下你的姿勢。好，現在，請注意聽，然後按照我所說的去做，請注意聽，然後按照我所說的去做。

　　首先，請你把雙手抬起來，抬到水平的位置，然後用力向前伸直，再用力握緊你的拳頭。繼續用力伸直，繼續用力伸直，繼續握緊拳頭，繼續用力，繼續用力，更用力，更用力，更用力，更用力，更用力。

　　好，現在請你慢慢的放鬆下來，慢慢的放鬆下來。把你的雙手慢慢的放到你原來的位置上，繼續放鬆，繼續放鬆。一面放鬆，一面注意去感覺你的肌肉，你會發現它慢慢的鬆弛開來了，放鬆開來了。繼續放鬆，繼續放鬆，一面放鬆，一面注意感覺你手部的肌肉，你會發現它慢慢的鬆弛開來了，放鬆開來了，繼續放鬆，繼續放鬆，繼續放鬆……。

　　好，現在請你用力把眉毛往上揚，把額頭的肌肉用力的拉緊，用力拉緊。繼續用力，繼續用力，繼續用力，繼續用力拉緊，繼續用力，更用力，更用力。

　　好，現在請你慢慢的把它放鬆下來，放鬆下來。繼續放鬆，繼續放鬆下來。一面放鬆，一面注意去感覺你額頭的肌肉，你會發現它慢慢的放鬆開來了，鬆弛開來了。繼續放鬆，繼續放鬆，繼續放鬆，一面放鬆，一面注意

去感覺你額頭的肌肉，你會發現它慢慢的放鬆開來了，鬆弛開來了，繼續放鬆，繼續放鬆，繼續放鬆……。

好，現在請你閉起你的眼睛，用力閉起眼睛，再把眉頭皺起來，把鼻子也皺起來，把嘴巴往中間拉緊。繼續用力，繼續用力拉緊，繼續用力，繼續用力，更用力，更用力，更用力。

好，請慢慢的把它放鬆開來，放鬆開來，一面放鬆，一面注意去感覺你臉部的肌肉，你會發現它慢慢的鬆弛開來了，放鬆開來了，繼續放鬆，繼續放鬆，一面放鬆，一面注意去感覺你臉部的肌肉，你會發現它慢慢的鬆弛開來了，放鬆開來了，繼續放鬆，繼續放鬆，繼續放鬆，繼續放鬆，放鬆，放鬆……。

好，現在請你用力咬緊牙齒，用力咬緊牙齒，用力咬緊牙齒，繼續用力，繼續用力，繼續用力，更用力，更用力……。

好，請慢慢地放鬆下來，慢慢的放鬆下來，一面放鬆，一面注意去感覺你的肌肉，你會發現你嘴巴旁邊的肌肉，慢慢的鬆弛開來了，放鬆開來了，繼續放鬆下去，繼續放鬆下去。一面放鬆，一面注意感覺你的肌肉，你會發現，嘴巴旁邊的肌肉，慢慢的鬆弛開來了，繼續放鬆，繼續放鬆，繼續放鬆，放鬆，放鬆，放鬆……。

好，現在請你用力張開你的嘴巴，用力張開，張得愈大愈好，再把你的舌頭用力抵住下面的門牙，用力抵住下面的門牙，繼續用力，繼續用力，繼續用力，繼續用力，更用力，更用力……。

好，現在請你慢慢的放鬆下來，一面放鬆，一面注意去感覺你的肌肉，你會發現它慢慢的鬆弛開來了，放鬆開來了，繼續放鬆，繼續放鬆，一面放鬆，一面去感覺你嘴部的肌肉，讓你嘴部的肌肉都放鬆開來，放鬆開來，繼續放鬆，繼續放鬆，繼續放鬆，放鬆……。

好，現在請你稍微的把身體坐正，然後用力把你的頭向下壓，讓你的下巴能夠靠到你的胸前，再用力的把肩膀向後拉，把胸部挺出來，繼續用力，繼續用力，繼續用力，更用力，更用力，更用力。

好，請慢慢的放鬆下來，恢復原來的姿勢，慢慢的放鬆下來，你會發現，你頸部的、胸部的肌肉都慢慢的放鬆開來了，鬆弛開來了，恢復原來的姿勢，慢慢的放鬆下來，繼續放鬆，繼續放鬆，繼續放鬆，繼續放鬆，放鬆，放鬆，放鬆……。

現在請你將身體坐正，然後用力向後彎腰，把頭部也向後彎，用力向後彎，眼睛向後看，繼續用力，繼續用力，繼續用力，更用力，更用力，更用力。

好，現在請你立刻坐正，然後做兩個深深的深呼吸，做兩個深深的深呼吸。好，然後慢慢的放鬆下來，恢復原來的姿勢，繼續放鬆下來，恢復原來的姿勢，繼續放鬆下來，繼續放鬆，繼續放鬆，你會發現你腹部的肌肉、腰部的肌肉都放鬆開來了，繼續放鬆，繼續放鬆，繼續放鬆，放鬆，放鬆，放鬆……。

好，現在請你把你的腿、你的腳以及你的腳趾頭都用力向前伸，用力向前伸，繼續用力向前伸，繼續用力，繼續用力，繼續用力，繼續用力，更用力，更用力，更用力。

好，現在請你慢慢的放鬆下來，慢慢的放鬆下來，一面放鬆，一面注意去感覺你腳部的肌肉，你會發現它慢慢的鬆弛開來了，放鬆開來了，繼續放鬆，繼續放鬆，繼續放鬆，讓你全身的肌肉都放鬆開來，繼續放鬆，繼續放鬆，讓你全身的肌肉都鬆弛開來，放鬆開來，繼續放鬆，繼續放鬆，放鬆，放鬆，放鬆……。

好，現在請你輕輕的張開眼睛，輕輕的把身體動一動，你現在是在一

個很安靜的狀態，在這種情況，突然的動作或太大的動作，對你會有傷害。所以，請你輕輕的把自己動一動，然後去做你要做的事，輕輕的把身體動一動，再做你要做的事。好。

在錄製時，請留心幾個原則：

1. 每個動作包含「用力」與「放鬆」兩個部分。指導語可採用不同的語調及速度來配合營造兩種經驗的對比。亦即，指導用力時，語速可稍微加快；指導放鬆時，則可漸漸將語速放慢，語調放輕。

2. 隨著練習的進行，越到後面的動作，整體的步調都可以逐漸放慢。

3. 每個人的拉緊與放鬆的節奏不同，練習者可嘗試練習幾次之後，依自己習慣的步調斟酌各動作用力及放鬆所需的時間長短。

再次提醒，此練習雖然簡單安全，但仍有許多操作上的細節以及原理需要留意。練習時請斟酌自身狀況，避免勉強，有任何不適或者疑慮，也請尋求專業人員的協助。

自我暗示放鬆訓練

一 練習說明

　　自我暗示放鬆訓練是一套以自我催眠為基礎的放鬆練習，是一種靜態、簡單而有效果的鬆弛技術。練習的過程中，練習者經由對身體重量的平衡、心跳、呼吸，以及手心溫度的感受來練習放鬆身心。目前在臺灣經常使用的自我暗示放鬆練習版本是由吳英璋教授所編製，由身體重量的平衡、感覺心跳、輕鬆呼吸、讓手心溫暖起來等四種暗示內容堆疊組合而成，通常一次練習的時間約10分鐘。

二 指導語

　　剛開始學習自我暗示放鬆，同樣會由臨床專業人員透過指導語從旁指示帶領；待練習者熟悉作法後，可自己在腦海中默想流程依序完成。讀者可參考以下練習指導語，自行錄製練習錄音帶，在練習時播放使用。

　　請你先調整出一個舒服的姿勢，選擇一個舒服的姿勢。好，請注意聽，然後按照我所說的去做；請注意聽，然後按照我所說的去做。

　　首先，請你把眼睛閉起來，嘗試去感覺你全身的重量，是不是很均衡地

分配在你的兩隻腳、大腿、臀部、背部、或者是手部；嘗試去感覺你左右兩邊的重量，是不是很平衡地放在你的兩隻腳、大腿、臀部、背部、或者是手部。試著調整一下你的姿勢，讓你自己感覺到左右兩邊的重量是很平衡的。

好，接著，請你把一部分的注意力轉移到你的心跳，嘗試著去感覺你的心跳，試著去感覺你的心跳。我們並不一定感覺到心跳，只是在你安靜下來之後，你彷彿能夠聽到你的心跳，但是你也可能什麼都感覺不到。所以，重要的是你只是嘗試著去感覺它，嘗試著去感覺你的心跳。

現在，你試著把你的注意力分散在兩個方面，一方面感覺你身體的平衡，一方面試著去感覺你的心跳。

接下來，請你再把一部分的注意力轉移到你的呼吸，讓你自己輕鬆的吸進來，慢慢的呼出去；自然的吸進來，慢慢的呼出去。嘗試著控制在呼出去的時候，讓它稍微的慢一點；自然的吸進來，慢慢的呼出去；自然的吸進來，慢慢的呼出去。

現在，你試著把你的注意力分散到三個方面，一方面注意身體的平衡，一方面試著去感覺你的心跳，再一方面試著去控制你的呼吸。輕輕的吸進來，慢慢的呼出去；自然的吸進來，慢慢的呼出去。

接下來，是一個比較困難的工作，也就是請你把你一部分的注意力轉移到你的兩個手掌心，把一部分的注意力轉移到你的兩個手掌心，然後在心裡很強的暗示自己，讓我的手心溫暖起來，讓我的手心溫暖起來。把一部分的注意力轉移到你的手掌心，然後在心裡很強的暗示自己，讓我的手心溫暖起來，讓我的手心溫暖起來，讓我的手心溫暖起來，讓我的手心溫暖起來。繼續暗示自己，繼續暗示自己，讓我的手心溫暖起來，讓我的手心溫暖起來。

現在，你把你的注意力分散在四個方面，也就是你不特別注意哪一方面，而是把你的注意力隨意的分散在四個部分，注意身體的平衡，感覺心

跳，輕輕的吸進來、慢慢的呼出去，注意你的手掌心，很強的暗示自己，讓我的手心溫暖起來，讓我的手心溫暖起來，讓我的手心溫暖起來。把你的注意力分散開來，不特別注意哪一方面；把你的注意力隨意的分散開來，注意身體的平衡，感覺心跳，輕輕的吸進來、慢慢的呼出去，注意手掌心，暗示自己，讓我的手心溫暖起來，讓我的手心溫暖起來，讓我的手心溫暖起來。繼續暗示下去，繼續嘗試下去，繼續嘗試下去，繼續嘗試下去。

　　好，現在請你輕輕的張開眼睛，輕輕的把身體動一動，你現在可能是在一個比較安靜的情況，很安靜的情況，在這個時候，突然的動作或是太大的動作都會對你有所傷害，所以，請你先輕輕的動一動，輕輕的動一動，然後再去做你要做的事，輕輕的把身體動一動，輕輕的把身體動一動，然後，再去做你要做的事，好。

　　在錄製時，請留心幾個原則：

　　1. 指導語採用溫和緩慢的語調。

　　2. 隨著練習的進行，越到後面整體的步調可以逐漸放慢。

此練習雖然簡單安全，但仍有許多操作上的細節以及原理需要留意。練習時，如果在過程中心思飄走，是很正常的情形，就試著再把注意力挪回即可。練習時請斟酌自身狀況，避免勉強，有任何不適或者疑慮，也請尋求專業人員的協助。

放鬆訓練一般注意事項

在進行漸進式肌肉放鬆訓練或自我暗示放鬆訓練時，為了能提高練習的效果以及舒適度，在練習頻率、穿著及空間安排，有以下提醒：

- 練習次數：每週至少練習五天，每天1~2次。

- 練習時間：建議每天安排在固定時段練習，如此可幫助養成規律練習的習慣，也有助於形成身心放鬆的自然節律。練習時間應避開飯前、飯後一小時，以免影響消化。此外，也需避免同時從事需要相當集中注意力的事情，例如開車、操作機器等，以免過度放鬆而發生危險。

- 燈光：以微暗為佳，建議避免全黑的環境，因為在完全沒有光線的空間裡反而容易讓人感到焦慮不安。

- 溫度：以不會明顯覺得太冷或太熱為佳。避免冷氣或風扇直接正對著身上吹。

- 聲音：以安靜為佳，至少不覺得吵。

- 椅子：椅背與椅面約略成直角，有靠背，椅腳不要有滑輪。練習者的背部要能靠到椅背，雙腳需可平踩到地面。

- 姿勢：背部靠椅背，雙腳平踩地面且微開與肩同寬，試著調整坐起來覺得輕鬆舒服。

- 衣物：以寬鬆舒服爲佳。可將眼鏡、手錶、較重的飾品拿下，脫下鞋子或拖鞋，若繫著腰帶，可稍微鬆開。
- 韻律節奏：可依自己的韻律節奏進行，不必勉強配合放鬆訓練錄音帶。

參考文獻

吳英璋（1994）。壓力的因應與成功因應的副作用。**測驗與輔導，123**，2511-
　　2516。

吳英璋、金樹人、許文耀（1992）。**面對壓力—身心健康手冊**（高中職教師）
　　（第一版）。臺北市：教育部訓育委員會。

鄭昭明（1993）。**認知心理學：理論與實踐**。臺北市：桂冠。

黃菊珍、吳庶深（2008）**剝奪的悲傷：新生兒死亡父母親的悲傷與輔導**。臺北
　　市：心理。

Hill, C. E., & O'Brien, K. M.（2013）。**助人技巧：探索、洞察與行動的催化**（林
　　美珠、田秀蘭，譯）。臺北市：學富文化。（原著出版於2009年）

Yalom, I. D.（2001）。**團體心理治療的理論與實務**（方紫薇、馬宗潔，譯）。臺
　　北市：桂冠。（原著出版於1985年）

Bourne, E. J. (2005). *The anxiety & phobia workbook* (4th ed.). Oakland, CA: New
　　Harbinger.

Carkhuff, R. R. (1969). *Helping and human relations : A primer for lay and
　　professional helpers*. New York, NY: Holt, Rinehart and Winston.

Derksen, F., Bensing, J., & Lagro-Janssen, A. (2013). Effectiveness of empathy in
　　general practice: A systematic review. *Br J Gen Pract, 63*(606), 76-84. doi:10.3399/
　　bjgp13X660814

Ekman P., & Davidson R. J. (Eds.). (1994). *The nature of emotion: Fundamental
　　questions*. New York, NY: Oxford University Press.

Engel, G. L. (1977). The need for a new medical model: A challenge for biomedicine. *Science, 196*(428b), 129-136.

Engel, G. L. (1980). The clinical application of the biopsychosocial model. *The American Journal of Psychiatry, 137*(5), 535-544.

Eysenck, M. W., & Calvo, M. G. (1992). Anxiety and performance: The processing efficiency theory. *Cognition & Emotion*, 6(6), 409-434.

Jacobson, E. (1938). *Progressive relaxation*. Chicago, IL: University of Chicago Press.

Larson, E. B., & Yao, X. (2005). Clinical empathy as emotional labor in the patient-physician relationship. *JAMA, 293*(9), 1100-1106. doi:10.1001/jama.293.9.1100

Lelorain, S., Bredart, A., Dolbeault, S., & Sultan, S. (2012). A systematic review of the associations between empathy measures and patient outcomes in cancer care. *Psychooncology, 21*(12), 1255-1264. doi:10.1002/pon.2115

Linden, W. (2007). "The autogenic training method of J. H. Schultz". In P. M. Lehrer, R. L.Woolfolk, & W. E. Sime(Eds), *Principles and practice of stress managrment*(pp. 151-174). New York, NY: Guilford.

Oatley, K., & Johnson-Laird, P. N. (1987). Towards a cognitive theory of emotions. *Cognition and Emotion, 1*(1), 29-50. doi:10.1080/02699938708408362

Reeve, J. (2009). *Understanding motivation and emotion* (5th ed.). Hoboken, NJ: John Wiley & Sons.

Rogers, C. (1959). "A theory of therapy, personality relationships as developed in the client-centered framework." In S. Koch(Ed.), *Psychology: A study of a science. Volume. 3. Formulations of the person and the social context*(pp. 184-256). New York, NY: McGraw Hill.

Smith J. C. (2005). The six access skills of relaxation. *Relaxation, meditation, &*

mindfulness. New York, NY: Springer.

Zuckerman, M., DePaulo, B. M., & Rosenthal, R. (1981). Verbal and Nonverbal Communication of Deception. In L. Berkowitz (Ed.), *Advances in experimental social psychology* (Vol. 14, pp. 1-59). New York, NY: Academic Press.

國家圖書館出版品預行編目資料

醫病溝通之鑰：醫療人員同理心五大心法／
鄭逸如，何雪綾，陳秀蓉著. -- 初版.
-- 臺北市：五南圖書出版股份有限公司，
2017.04
　面；　公分
ISBN 978-957-11-9060-0（平裝）

1.醫病溝通　2.醫療服務　3.同理心

419.47　　　　　　　　　106001402

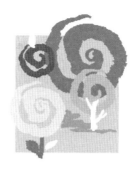

1BZZ

醫病溝通之鑰——
醫療人員同理心五大心法

作　　者 — 鄭逸如（382.9）　何雪綾　陳秀蓉

發 行 人 — 楊榮川

總 編 輯 — 王翠華

副總編輯 — 王俐文

責任編輯 — 金明芬

封面設計 — 曾黑爾

出 版 者 — 五南圖書出版股份有限公司

地　　址：106台北市大安區和平東路二段339號4樓

電　　話：(02)2705-5066　　傳　　真：(02)2706-6100

網　　址：https://www.wunan.com.tw

電子郵件：wunan@wunan.com.tw

劃撥帳號：01068953

戶　　名：五南圖書出版股份有限公司

法律顧問　林勝安律師事務所　林勝安律師

出版日期　2017年4月初版一刷
　　　　　2022年3月初版二刷

定　　價　新臺幣320元

※版權所有·欲利用本書內容，必須徵求本公司同意※

五 南
WU-NAN

全新官方臉書

五南讀書趣

WUNAN
Books
since 1966

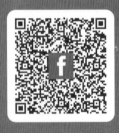

Facebook 按讚

1 秒變文青

★ 專業實用有趣
★ 搶先書籍開箱
★ 獨家優惠好康

f 五南讀書趣 Wunan Books

不定期舉辦抽獎
贈書活動喔！！！